颈椎病中医治疗与调养

冯素芳　　王强虎　　编著

中国科学技术出版社
·北　京·

图书在版编目（CIP）数据

颈椎病中医治疗与调养 / 冯素芳，王强虎编著 . –– 北京：中国
科学技术出版社，2021.7
ISBN 978-7-5046-8563-6

Ⅰ.①颈… Ⅱ.①冯… ②王… Ⅲ.①颈椎—脊椎病—中医疗法
Ⅵ①R274.915

中国版本图书馆CIP数据核字(2020)第027824号

策划编辑	崔晓荣
责任编辑	张晶晶
装帧设计	北京胜杰文化发展有限公司
责任校对	邓雪梅
责任印制	马宇晨

出　　版	中国科学技术出版社
发　　行	中国科学技术出版社有限公司发行部
地　　址	北京市海淀区中关村南大街 16 号
邮　　编	100081
发行电话	010-62173865
传　　真	010-62179148
网　　址	http://www.cspbooks.com.cn

开　　本	720mm×1000mm　1/16
字　　数	175 千字
印　　张	12.25
版　　次	2021 年 7 月第 1 版
印　　次	2021 年 7 月第 1 次印刷
印　　刷	河北鑫兆源印刷有限公司
书　　号	ISBN 978-7-5046-8563-6/R·2520
定　　价	35.00 元

内容提要

　　全书分七部分，分别从认识颈椎病、颈椎病的中医药治疗、颈椎病的中医外治疗法、颈椎病的饮食调养、颈椎病的运动疗法、颈椎病的情志治疗、怎样预防颈椎病方面向读者系统介绍有关颈椎病的中医诊治、生活调养知识。全书简明实用，内容详细具体，切合临床实用，不仅适用于各级相关科室医师案头参考，而且对患者及其家属在中医师指导下进行据病索方、依方用药也大有裨益。需要特别强调的是，颈椎病在病情稳定或恢复期，可以此作为辅助治疗和康复的重要手段；病情严重或不稳定时，必须在医师直接指导下进行综合治疗。

《颈椎病中医治疗与调养》编委会

主　编　冯素芳　王强虎

副主编　黄春霞

编　者　许多朵　徐月萍　马学华　王　荃

前　言

　　颈椎病是常见的骨科慢性病，又称为颈椎综合征，包括颈椎骨质增生、颈间盘突出及颈肩背综合征。多数患者开始时症状较轻，认为只是一般疲劳导致的颈痛而忽视病情，往往延误诊断而对治愈颈椎病相当不利。以往，颈椎病常见于中老年人，但近年该病的发生有年轻化趋势。资讯时代，电脑、智能手机早已渗透到社会各种领域，人们的工作、生活已难以离开它们，现代人在享受文明之利的同时，也在承受文明之累。在不知不觉的使用中，颈椎处于屈曲位或某些特定体位，颈部肌肉长期处于非协调受力状态，而致颈慢性劳损，并加速了颈椎的退化。

　　从解剖学和力学来看，颈椎及其周围组织的确较为脆弱，因某些病变致使颈脊柱易出现结构上的失衡，导致神经、血管的损害，出现头、颈、肩、脚部、上肢、躯干及下肢各种症状。颈痛是对各种组织损伤给出的最早提示信号。在人群中 10 人中总有 1 人存在颈痛。对受访的普通人调查，有超过半数的人在过去一年发生过颈痛，在白领阶层更为普遍。颈痛常见于用电脑时颈部劳损、睡姿不当、意外扭伤，然而心理、社会压力，情绪困扰是形成持续颈痛常被忽视的因素。

　　越来越多的人受到颈椎病的困扰，严重患者日常生活不能自理。颈椎病的治疗方法有很多，中医药疗法以其治疗方式多样及确切的疗效被更多的人认可和接受。从中医内治的中药内服、外治入手的如中药敷贴、针灸推拿、刮痧拔罐等，对治疗颈椎病的效用已相当巩固；同时运用中医提倡的各种综合饮食调理，结合科学运动可使颈椎病的治疗获得了非常好的效果。本书深入浅出地介绍了颈椎病的病因病机，以帮助读者自我判断，同时对中医药在颈椎病的治疗和康复中的作用进行了条理清晰的阐述。本书对长期伏案白领工作者的颈痛和颈椎病的预防以及颈椎病患者的治疗与康复大有裨益，为颈椎病患者提高生活质量提供帮助。

编　者

目 录

一 认识颈椎病

颈部的结构与功能 ………………………………………… 001

颈椎骨 …………………………………………… 003

第 1 颈椎和第 2 颈椎 …………………………… 004

颈椎骨间的连接 ………………………………… 005

椎间盘 …………………………………………… 005

韧带 ……………………………………………… 007

颈脊髓、神经 …………………………………… 007

颈丛 ……………………………………………… 007

臂丛 ……………………………………………… 008

颈部的肌肉 ……………………………………… 009

颈椎的弧度 ……………………………………… 011

颈椎的运动 ……………………………………… 012

颈椎病的发病原因 ………………………………………… 015

颈椎退化的开始 ………………………………… 015

颈椎退化的加重 ………………………………… 016

颈椎病的形成 …………………………………………… 017

颈椎病的危害 …………………………………………… 018

颈椎病"喜欢"低头一族 …………………………………… 019

颈椎病的类型及临床表现 ………………………………… 019

颈型颈椎病 …………………………………………… 019

神经根型颈椎病 ……………………………………… 020

神经根受压的临床表现 ……………………………… 020

脊髓型颈椎病 ………………………………………… 021

颈椎病交感型 ………………………………………… 021

颈椎病椎动脉型 ……………………………………… 022

颈椎病的主要症状：颈痛 ………………………………… 023

认识颈痛 ……………………………………………… 023

导致颈痛的原因 ……………………………………… 024

颈椎肿瘤 ……………………………………………… 030

颈痛的自我评分 ……………………………………… 030

测评指导意义 ………………………………………… 032

对颈痛的误解 ………………………………………… 033

❷ 颈椎病的中医药诊治

中医对颈椎病的认识 ……………………………………… 040

外力所伤 ……………………………………………… 040

风寒湿侵 ……………………………………………… 041

痰凝湿阻 ……………………………………………… 041

肝肾亏损 ·· 041

气滞血瘀 ·· 042

中医治疗颈椎病的检查诊断 ················· 042

了解病史 ·· 042

身体检查 ·· 043

颈椎病的中药治疗 ·· 044

颈椎病治疗常用中药材 ················· 045

颈椎病治疗要辨证用药 ················· 048

颈椎病治疗常用中成药 ················· 051

中成药治疗颈椎病注意事项 ········· 053

三 颈椎病的中医外治疗法

颈椎病常用药膏贴 ·· 054

外用药膏贴治疗颈椎病的注意事项 ········· 056

颈椎病温洗疗法 ·· 056

方法 ·· 056

注意事项 ·· 057

颈椎病针灸疗法 ·· 057

颈椎病针灸疗法常用穴位 ········· 058

头颈腰背部常用穴位 ················· 058

头面部常用穴位 ·· 063

上肢常用穴位 ·· 065

下肢常用穴位 ·· 066

颈椎病针灸疗法的种类 ·································· 069

　　颈椎病毫针疗法 ··· 069

　　颈椎病梅花针疗法 ····································· 071

颈椎病耳穴疗法 ·· **072**

颈椎病推拿疗法 ·· **073**

　　颈椎病推拿手法的要求 ································ 074

　　推拿的作用 ··· 075

　　基本手法 ··· 076

　　颈椎病推拿手法 ·· 086

颈椎病自我点穴疗法 ······································ **089**

颈椎病拔罐疗法 ·· **090**

　　操作方法 ··· 091

　　颈椎病拔罐疗法的注意事项 ························· 092

颈椎病艾灸疗法 ·· **093**

颈椎病刮痧疗法 ·· **094**

（四） 颈椎病的饮食调养

颈椎病饮食调养的原则 ·································· **096**

颈椎病的汤羹调养方 ······································ **097**

配制药膳汤需要注意的事项 ……………………………… 103

颈椎病的药粥调养方 ……………………………………… 104

制作药膳粥应注意的事项 ……………………… 116

颈椎病的药茶治疗方 ……………………………………… 116

制作药茶选用药材有哪些禁忌 ……………… 121

颈椎病的药酒治疗方 ……………………………………… 121

药酒调养颈椎病应注意事项 ……………… 128

五 颈椎病的运动疗法

运动防治颈椎病有什么要求 …………………………… 129

科学运动有益颈椎病患者的康复 ……………………… 130

颈椎病患者如何选择运动项目 ………………………… 132

颈椎保健操 ………………………………………………… 132

颈椎保健操注意事项 ………………………… 140

打羽毛球促进颈椎病康复 ………………………………… 140

放风筝促进颈椎病康复 …………………………………… 141

游泳促进颈椎病康复 ……………………………………… 141

步行适宜恢复期的颈椎病患者 ………………………… 142

慢跑能有效防治颈椎病 …………………………………… 142

打太极拳促使颈椎病明显好转……………………143

悬垂利于颈椎病的康复………………………………145

跳绳是预防和治疗轻型颈椎病的首选……………145

　　跳绳锻炼应注意的事项……………………………146

端肩是治疗颈椎病最简单的方法…………………147

屈膝团滚利于颈椎病康复…………………………147

颈椎病患者如何练习床上颈项恢复操……………148

颈椎病患者腰背床上运动练习法…………………149

颈椎病患者如何仿生康复…………………………149

颈椎病患者常摇四肢益于康复……………………150

颈椎病患者练习"金鸡独立"有益康复……………151

颈椎病患者踢毽子有益康复………………………152

医疗体操有益于颈椎病康复………………………153

颈椎病患者如何练习颈项疼痛康复操……………153

颈椎病患者如何练习颈部哑铃操…………………154

颈椎病患者如何练习挺拉转颈操…………………155

颈椎病患者如何做舒颈操…………………………156

颈椎病患者的康复强脊操…………………………157

利于颈椎病康复的八段锦·························· 158

颈椎病运动治疗的 4 个注意事项 ·················· 160

六 颈椎病的情志治疗

颈椎病的情志疗法······························ 163

 认识疾病，积极治疗·························· 163

 消除悲观心理······························ 164

 消除急躁情绪······························ 164

颈椎病患者要学会自我放松······················ 165

 培养兴趣，分散注意力························ 165

 随遇而安，不宜过求·························· 165

 主动交往，快乐解郁·························· 165

 互相鼓励································ 166

 花茶医肝郁······························ 166

七 怎样预防颈椎病

预防颈椎病的注意事项·························· 167

 避免过劳································ 167

 预防颈部受伤······························ 168

 减少提重物······························ 168

 注意颈部保暖······························ 168

积极治疗咽喉部疾病 ······························ 169

早上梳头，保持气血通畅 ························ 170

及时更换湿衣 ···································· 170

注意足部保暖 ···································· 170

阳气对身体的作用 ································ 171

生活习惯防治颈椎病 ······························ **171**

睡眠 ·· 172

姿势 ·· 173

家务 ·· 177

梳洗 ·· 178

空调 ·· 178

一

认识颈椎病

颈椎病又称颈椎综合征，是一种以长期劳损及年龄老化为主要病因的退行性疾病。故从事伏案工作的职业，如教师、会计、计算机工程师、文案工作者，以及手机频繁使用者发病率明显较高。同时随着年龄的增长，颈椎病的发病率也逐年增加。

据统计，50岁左右的人群中大约有25%的人患过颈痛，并通过X线检查提示有颈椎病变，存在骨质增生，60岁则达50%，70岁近100%会有颈椎退化的X线表现。颈椎病与劳损退化密切相关，是中年白领人员与老年人的常见病和多发病。

另外，需要说明的是，颈椎骨质增生非常普遍，临床症状与先天的颈椎结构有密切关联。颈椎病是因颈部重要脊髓、神经、血管受压而产生症状。颈椎退化、骨质增生，颈部有颈痛或其他颈椎病表现，是因为先天就有充分的空间，而有症状者，是因为本身管道空间有限，而易于受压迫刺激所致。

颈部的结构与功能

颈部位于头部、胸部和上肢之间。颈椎是颈部脊椎骨，两个椎骨之间由椎间盘隔开。颈椎在上支持头颅的重量，在下连接胸椎，是维持颈的形态最重要的架构（图1-3）。在颈椎周围附着许多韧带、关节囊、肌腱、肌肉等，称为软组织。颈椎有着非常复杂的关节系统，承担并执行头颈与躯干的无数种相对运动。虽然颈椎在脊椎椎骨中体积最小，但它的活动度和活动频率却最大，而且解剖结构、生理功能相当复杂。

颈部在头和躯干之间，是较为细窄部分，有重要组织器官密集其中；颈内容纳呼吸道和消化道，以及两侧的大血管、神经和淋巴管道等。在颈椎内及椎骨周围走行着椎动脉、脊髓、前后神经根等。这些重要组织与所有的特殊感官有密切关系，如视、听、嗅、味、触觉等，以上组织的病变会对特殊感官产生影响，从而出现异常。所以认识这些相关解剖结构，对人们理解颈痛及其危害有重要帮助。

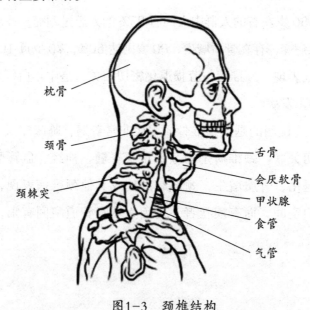

图1-3 颈椎结构

颈椎骨

颈椎除了第1、2颈椎骨比较特别外，其他颈椎骨形状均与典型的椎骨相似。

典型的椎骨由前方的椎体和后部的椎弓及 7 个突起构成。椎体和椎弓围成一孔，称为椎孔。椎孔相连成一管，称为椎管，容纳脊髓（图1-4）。

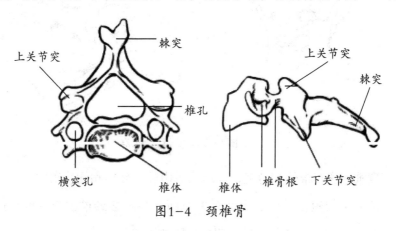

图1-4　颈椎骨

椎体：在椎骨的前方呈圆柱形，上、下椎之间有椎间盘。

椎弓：在椎骨的后方，呈弓形。

椎弓根：连接于椎体的后部，长约 2 cm，椎弓根的上、下缘为凹陷状，相邻椎骨的椎骨上、下切迹围成一孔，称为椎间孔，神经根由此通过。

椎板：于后面连接两椎弓根，为板状部分，相邻椎骨的椎板前方之间有黄韧带。

1 对上关节突：与上椎骨的下关节突形成关节，称为椎间关节或小关节。

1 对下关节突：与下椎骨的上关节突形成关节。

1 对横突：起自椎弓根和椎板相连接处，在上、下关节突之间，突向外侧，为肌肉和韧带的附着部。横突中各一孔，椎动脉通过此孔。

1 个棘突：棘突起自椎弓后方正中，突向后下方，为肌肉和韧带的附着部。

第1颈椎和第2颈椎

第1颈椎称为寰椎,第2颈椎称为枢椎(图1-5)。

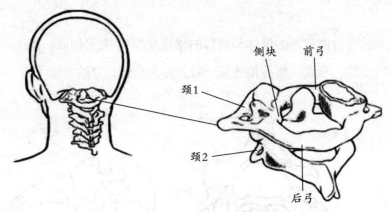

图1-5 寰椎、枢椎

寰椎:没有椎体和棘突,呈环状。由前、后弓和侧块组成。

前弓:较短,其后面中部有关节面,与第2颈椎的齿状突构成寰齿关节;前面中部有前结节,是两侧颈长肌的附着处。

后弓:较长,其后方有一结节而无棘突;此后结节突向上、后方,是两侧头小直肌的附着处。

侧块:上方有一对椭圆形凹陷的关节面,与枕骨髁构成寰枕关节;侧块下方有较平坦的关节面,与第2颈椎的上关节面构成寰枢关节。侧块的外方两侧横突,有横突孔,通过椎动脉,经枕骨大孔而进入颅腔。

枢椎:和一般的颈椎相似,但椎体上方有齿状的隆突称为齿突,此齿突可视为寰椎的椎体转化而来。齿突前面有一关节面,与寰椎前弓构成寰齿关节。

第1、2颈椎之间没有椎间盘,第2颈椎即枢椎的齿状突与寰椎前弓后的关节面共同形成寰枢关节。齿突的后方,有寰横韧带,肥厚且坚韧。还有一条纵行纤维束,向上附着于枕骨大孔的前缘,此纤维束与寰椎横韧带共同构成寰椎十字韧带。(图1-6)

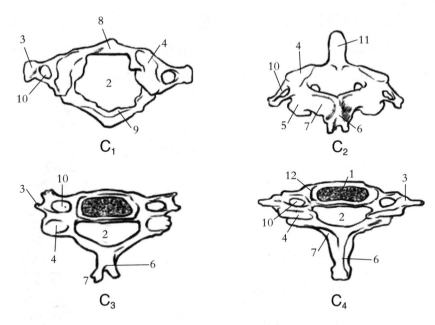

图1-6　C_1、C_2、C_3、C_4颈椎的基本结构

1. 椎体　2. 椎孔　3. 横突　4. 上关节突　5. 下关节突　6. 棘突　7. 椎板
8. 寰椎前弓　9. 寰椎后弓　10. 横突孔　11. 枢椎齿状突　12. 钩突

颈椎骨间的连接

椎体借椎间盘和前、后纵韧带紧密相连。椎间盘位于相邻椎体之间，前、后纵韧带分别位于椎体的前、后方（图1-7）。

椎间盘

椎间纤维软骨盘，是椎体间的主要连接结构。颈椎间盘的总高度约为脊椎总高度的20%；自第2颈椎起，两个相邻的椎体之间都有椎间盘。椎间盘富有弹性，起到缓冲外力的作用，当人们行走、跳跃时可减轻由足部传来的外力，使头颅免受震荡。颈椎间盘的前部较后部为高，从而使颈椎具有前凸曲度。颈椎间盘的横径比椎体的横径小。

髓核：由类黏蛋白为胶状蛋白基质的纤维软骨组织组成，被纤维环所包裹，含水量很高，在初生儿期为 88% 甚至达到顶峰 96%，在 12 ～ 14 岁发育期减到 80%，在 60 ～ 70 岁时很少，几乎已无水分。

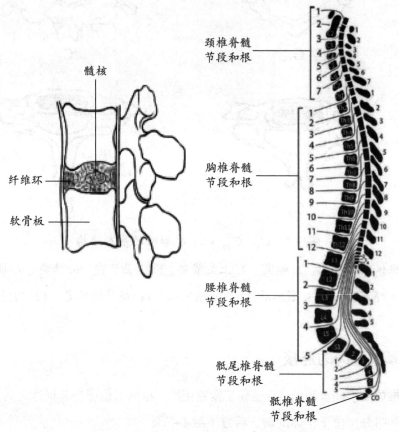

图1-7　椎间盘、颈椎骨间的连接

纤维环：位于椎间盘的周缘部，由纤维软骨组成，纤维环的纤维在椎体间斜行，在横切面上排列呈同心环状，相邻环的纤维具有相反的斜度，而相互交叉。

软骨板：椎间盘上、下端连接椎体的一层透明组织称为软骨板。在椎体上、下各有 1 个，其平均厚度为 1mm，软骨板上，中心部的纤维与髓核的纤维互相融合。纤维环的前部较后部宽，因此髓核的位置偏于后方，髓核的中心在椎间盘前后径中后 1/3 的交界部。

韧带

韧带为条状纤维组织，附于颈椎骨的周围，以维持颈椎的稳定（图1-8）。

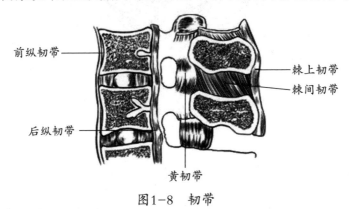

图1-8　韧带

前纵韧带：人体内最长的韧带，厚而宽，较坚韧。

后纵韧带：较细长，虽亦坚韧，但较前纵韧带为弱，位于椎体的后方，为椎管的前壁。

黄韧带：在椎板之间，呈扁平状，黄色，弹性大，很坚韧。

项韧带：棘突之间有棘间韧带和棘上韧带，两者相互结合而形成坚强的项韧带。

颈脊髓、神经

脊髓（图1-9），位于椎管的中央，呈扁圆柱状，上部通于大脑。在颈的脊髓较粗，称颈膨大，是整个脊髓最粗大的部分。该部发出8对颈脊神经，通过椎间孔，然后合并，组成颈丛和臂丛，支配头颈、上肢的感觉及运动。

颈丛

由颈1～4四对在两侧合并成颈丛，颈丛的分支主要分布于枕部、耳部、颈部、胸壁上部和肩部的皮肤，也有支配枕下的颈部肌肉的肌支。

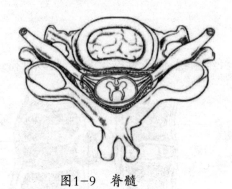

图1-9　脊髓

臂丛

臂丛由颈 5 ～ 8 和第 1 胸神经前支的大部分组成。臂丛发出分支分布于胸上肢肌、上肢带肌、背浅部肌以及上臂、前臂、手的肌和皮肤。

颈的自主神经，通常称之为交感神经，来自所有的颈脊神经，并有吻合支与有关脑神经相连接（图1-10）。随脊神经分布到周围的器官，颈自主神经的分布范围极为广泛（表1-2）。

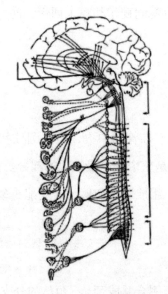

图1-10　人体神经系统

表1-2 颈自主神经的分布与支配

颈自主神经的分布	支配
头、颈部和上肢	支配血管、腺体和竖毛肌等
咽部	支配呼吸、吞咽等
心脏	支配心搏、血压等
眼神经	支配扩瞳肌和上睑的平滑肌等
胃肠	支配消化及蠕动等

颈部的肌肉

肌肉是在大脑的指挥下，通过神经连接、肌肉收缩而产生作用。颈部肌肉可分为前部、侧部及后部（图1-11~图1-15）（表1-3、表1-4）。

颈前部

颈肌有颈浅肌群，舌骨上、下肌群，颈深肌群。

表1-3 颈部的肌肉和位置

名称	位置
颈阔肌	在前面皮肤下，很薄一片，当在用力绷紧下颌及颈前时可发现其紧张状态及其轮廓表现
胸锁乳突肌	从颈的下部，胸骨及锁骨内侧，向后上方连于耳后的突起的乳突，故有胸锁乳突肌之命名，此肌显而易见。单侧肌收缩旋转及侧屈头部，双侧收缩作用则有抬头作用
舌骨上、下肌群	比较复杂，在颈部的喉结的上方可触及一硬块，即为舌骨。此骨呈游离状，以供颈前部肌附作
深部肌	头长肌、颈长肌紧贴于颈骨的椎体，作用于低头

表1-4　颈部肌群

肌群名称	数量	组成	作用
舌骨上肌群	4块	二腹肌、下颌舌骨肌、茎突舌骨肌、颏舌骨肌	活动的下巴
舌骨下肌群	4块	胸骨舌骨肌、胸骨甲状肌、甲状舌骨肌、肩胛舌骨肌	利于咽喉的呼吸、吞咽运动

颈侧部

颈侧部有胸锁乳突肌及较深面的斜角肌（包括前、中、后斜角肌）。此部有一胸廓出口，由胸部出来的血管及颈部的臂神经在此通过。

颈后部

斜方肌前缘前方的部分为前部，即通常所谓的颈部。后部还有颈夹肌、肩胛提肌；颈后部深层的肌肉是颈部肌节的固有肌。

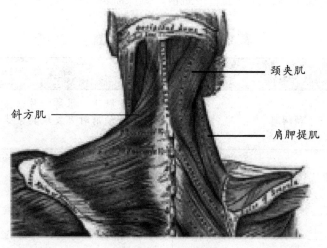

图1-12　颈后部肌

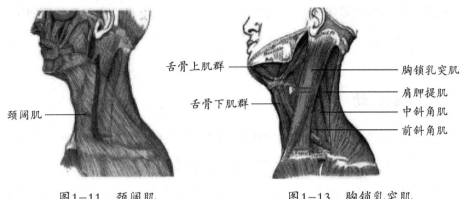

图1-11　颈阔肌　　　　　　　图1-13　胸锁乳突肌

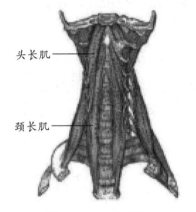

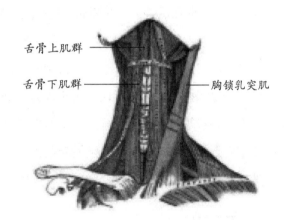

图1-14　深部肌　　　　　　　图1-15　舌骨上、下肌群

颈椎的弧度

　　人体在端坐或站立时，从侧面看颈部的外观似乎是直的，但内部颈椎生理状态并不是直的，而是在其中段有一向前凸出的弧度。这一向前凸起的弧形，在医学上称为颈椎的生理曲度，在 X 线片上，沿此曲度的走行，在各个颈椎椎体后缘连续的一条光滑的弧形曲线，称为颈椎生理曲线。

　　颈椎曲度的形成是人体生理的需要，对颈部脊髓、神经、血管等重要组织具有保护作用，也可以增强颈椎的弹性，对头部振荡起缓冲作用，避免对大脑的损伤，每当颈部扭伤、劳损退变时，最早所见的是颈椎生理曲度的改变，通过 X 线检查可见有变直，甚至产生向后的弧度，进一步导致骨质增生，即骨刺形成。

颈椎的运动

颈椎位于脊椎上部，骨骼相对较小。颈椎除具有保护重要的神经、血管外，还有支持头颅重量的作用。在生理状态下，颈椎为了适应头部的视觉、听觉和嗅觉的刺激反应，需要有敏锐的可动性，颈椎的活动范围要比胸椎和腰椎大得多，如前屈后伸、左右侧屈、左右旋转及上述运动综合形成的环转运动，具有较大幅度的运动范围（图 1-16 ～图 1-18）。

颈椎在力学上是一个相对欠稳定的骨骼结构，颈椎借助坚强的骨骼和软组织得以保持平衡。成年期，由于体力劳动强度增加，以及头颈部过度运动和不良姿势等原因，易使颈肩背部肌肉和韧带等组织劳损或扭伤，引起颈椎及其周围软组织损伤。同时随着年龄的增长，颈椎的椎间盘、关节囊及韧带等相继发生退行性病理改变，所以人类的颈椎病变十分普遍。

颈直立位

颈椎正常的运动方式及其活动范围，以中立位为 0° 标准，即颈直立位，头向前，双眼平视。检查时要固定双肩，使躯干不参与运动。颈椎的活动范围要比胸椎和腰椎大得多，如头前屈后伸（仰）、左右侧屈、左右旋转及上述运动综合形成的环转运动。

前屈后伸

前屈、后伸（低头、仰头）分别为 45° 左右。实质上，前屈、后伸运动是上一椎体向内下的下关节面与下一椎体向后上的上关节面间前、后滑动的结果。过度前屈受后纵韧带、黄韧带、项韧带和颈后肌群的限制，过度后伸则受前纵韧带和颈前肌群的约束。

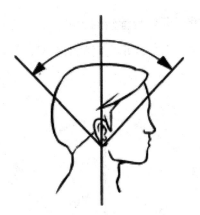

图1-16　颈的前屈后伸

左右侧屈

左右侧屈各约为 45°。侧屈主要由中段颈椎完成，主要依靠对侧的关节囊及韧带限制过度侧屈。

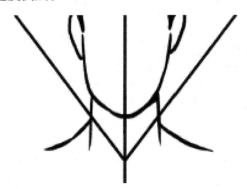

图1-17　颈的左右侧屈

左右旋转

左右旋转各约为 45°，主要由颈椎第 1、2（即寰、枢椎）关节来完成。

环转运动

是前屈后伸、左右侧屈、左右旋转综合运动的结果。

颈椎前屈位可测量下颚与胸骨柄的距离，后伸位可测量枕外隆突至第 7 颈椎棘突的距离。侧屈位测量耳垂与肩峰的距离，旋转位可测量下颌至肩峰的距离。

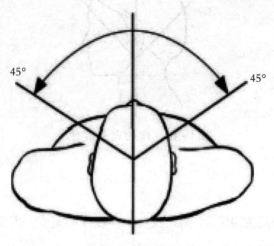

图1-18 颈的环转

枕环关节（颈 0 ~ 1）运动

屈伸约为 40°/90°，大体占颈部屈伸运动功能的 1/2，侧屈约为 30°/90°，约占 1/3，很少旋转功能。

寰枢关节（颈 1 ~ 2）运动

屈伸约为 10°，主要为旋转功能，约为 170°，很少侧屈功能。

颈 2 ~ 7 关节的运动

屈伸功能为每两个颈椎之间为 9°，共为 5×9° = 45°，侧屈主要在中部颈椎，旋转功能仅有 10°。

颈椎的活动度个体差异较大，与年龄、职业、体型和锻炼情况有一定关系。一般随年龄增长，颈部活动逐渐受限，不同的病变及程度对颈部的功能有相应的改变。

颈椎病的发病原因

颈椎病是造成颈痛的最常见原因，充分了解其发病机制，对本病的预防与康复有十分重要的意义。

颈椎病是椎间盘蜕变本身及其继发性的一系列病理改变，所以颈椎间盘是病理发生的核心，也是病变的起始部位。

颈椎退化的开始

青春发育期是人体生长的高峰，在15～20岁停止了生长，也意味着退化的开始。而退化最早出现的部位，是含水分多的地方。

椎间盘在停止发育后，会发生退行性变化，主要表现为髓核含水量减少，髓核的支撑力下降，因此纤维环要承受更大的压力，以致变粗，发生透明变性，最后破裂，或产生纤维环向心性裂缝。裂缝一般发生在外侧，髓核可由此而突出。由于纤维环变性后弹性减少，受肌肉的上下牵拉、重力的压迫和慢性劳损的影响而向周围膨出，使椎间隙变窄。最终，发生椎间盘的钙化和骨化。

椎间盘

椎间盘是位于颈椎两椎体之间，由软骨板、纤维环、髓核组成的一个密封体。上、下软骨板与纤维环一起将髓核密封起来。纤维环由胶原纤维束的纤维软骨构成，位于髓核的四周。纤维环的纤维束相互斜行交叉重叠，使纤维环成为坚实的组织，能承受较大的弯曲和扭转负荷。髓核是一种弹性胶状物质，为纤维环和软骨板所包绕。髓核中含有黏多糖蛋白复合体、硫酸软骨素和大量水分，出生时含水量高达90%，成年后约为80%，老年后可能会逐步消失（图1-1）。

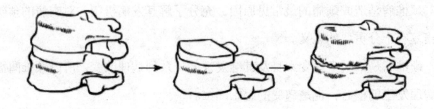

图1-1　颈椎间盘退化形成骨质增生

椎间盘退变，椎间隙变窄，使椎节之间失稳松动。椎体的前、后缘的前、后纵韧带是维持椎间稳定的主要因素。椎间松动后椎体边缘的韧带不断受到牵拉，反复创伤，发生炎症而钙化，即形成骨刺（骨质增生呈尖刺状）；当椎体上、下缘同时增生时，其形状如口唇，故常把称为唇样变。如果黄韧带受影响，变得肥厚则可继发椎管狭窄等。这些可产生炎症刺激或机械压迫邻近的神经根、脊髓、椎动脉及颈部交感神经等组织，引起各种各样的症状和体征。

颈椎退化的加重

颈椎病的劳损、退化的发生和加重，与生物力学有密切关系。由于头颈部的负荷（包括自身重量和各种运动的负荷）主要集中在下颈段，第5～6颈椎的压应力最大。所以，颈椎退化的多发部位最常见于第5～6颈椎。颈椎的椎管矢状径由上而下逐渐减小，最狭窄处为第5～6颈椎，而此处又恰为脊髓颈膨大所在，此处颈髓增粗是因为支配手部的神经由此部脊髓发出，因而此中枢部位较为发达而变粗。局部一旦出现退变，则较易出现症状。

当颈椎骨质增生退化后，颈椎的弧度、关节、韧带也会发生结构改变，生物力学方面的因素会进一步加重颈椎病的病情。颈椎屈曲、后伸、旋转及侧屈时结构失稳，病变会逐渐向上、向下转移，从而造成多节段的病变。一般骨刺以第 5 ~ 6 颈椎居多，其次为第 4 ~ 5、第 6 ~ 7 颈椎。骨刺可刺激或压迫神经根、椎动脉、脊髓等。椎体前缘骨刺除极少数影响吞咽及使食管产生相应症状外，很少有临床意义。

颈椎病的形成

骨刺的形成是颈椎退变进入难以逆转的标志。髓核的突出或脱出及骨刺的形成，进一步导致一些继发性的病理改变。如后缘骨刺或钩椎关节骨刺从前方侵占椎间孔的出口，引起脊神经根早期出现水肿、肿胀、渗出等反应性炎症，随后可逐渐出现纤维化，甚至变性，在临床上产生以上肢疼痛、麻木为主的症状（图1-2）。

椎体后方骨刺，向后隆起的纤维环，后纵韧带及周围组织的水肿、纤维化、软骨化和钙化等，均可造成颈神经和颈部脊髓受压，并根据压力强度和持续时间而发生相应变性、软化、纤维化等改变，产生一侧或两侧锥体束症状。

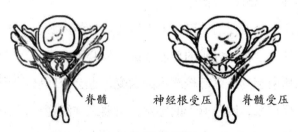

脊髓　　　　神经根受压　　脊髓受压

图1-2　正常颈椎间盘与病理改变

当第 6 颈椎以上有向侧方增生的骨刺时，累及椎动脉的病理改变主要为机械性压迫与刺激引起椎动脉痉挛和血管腔狭窄，导致颅内供血不足的一系列症状。此外，患部邻近组织可发生如后方小关节早期松动、移位、骨质增生，周围韧带松弛、变性、硬化及钙化等随病程发展而加剧的病理改变。

在正常情况下，颈髓在椎管内其侧方和前、后方均有缓冲间隙，颈椎的退变产物可破坏颈髓在椎管内既松弛又固定的生物力学平衡，而产生脊髓受压症状。处于正常状态的椎动脉在侧屈、旋转时也可因关节—横突角度的自控作用而不至于造成同侧受压、对侧拉长的现象，但骨质增生、椎关节不稳等情况可使这种自控的生物力学作用丧失，造成同侧椎动脉受压或对侧受拉而出现症状。

颈椎病的危害

颈椎病的发生与发展，与先天、后天因素有关。先天因素指的是遗传或生来就有的身体条件等内在因素，后天因素是指外伤或劳损等外部因素。正如中医所述："正气存内，邪不可干"及"邪之所凑，其气必虚"。还有一个重要因素是年龄，随着年龄的增长，发生颈椎病的现象更为普遍。现今颈椎病的发病率不断上升，而且趋于年轻化。但许多人对颈椎病危害不十分了解，因此重视度不够，以致贻误治疗。

颈部是人体十分重要的关口，大脑所有对身体内脏及躯干、四肢的指令都要通过颈部到达全身。内脏的功能紊乱，如心脏、血管及肠胃病变，都有可能是由颈椎病引起的。颈部较严重的病变，也会令四肢不听使唤，常见的有手足无力。反过来，四肢躯干的感觉，也要经神经通过颈椎送往大脑，颈椎病会导致其传导失常、紊乱而发生麻痹，甚者出现疼痛。颈椎病还可使血液供应不足，以致脑部缺血，导致大脑工作失常，可出现头痛、头晕。

颈椎病治疗越早越好，应尽早控制病情，早日恢复健康，并预防复发加重病情。

颈椎病"喜欢"低头一族

低头一族每天几乎重复着同一种工作姿势：手握鼠标，目不转睛地盯着电脑屏幕。长时间保持这种姿势，则会造成颈部运动平衡失调，使颈部关节、肌肉、韧带、神经、血管、脊髓受累，容易加速颈椎的退变。有些人在伏案久坐的同时，还无意中养成了弯腰、驼背的习惯，颈部的肌肉长期处在这种非协调的受力状态下，极易诱发颈椎病。

颈椎病的类型及临床表现

颈型颈椎病

病理特点：颈椎及周围软组织损伤，尚未累及神经血管。以颈背部疼痛局部症状表现为主。

多发年龄：30 ～ 40 岁。

主要症状：出现反复落枕。颈部强直、疼痛，或有肩背僵硬疼痛，伴有相应的压痛点。点头、仰头及转头活动有部分受限。偶有头痛、头晕的症状。颈椎 X 线显示曲度改变、骨质增生等表现。

知识链接

落枕

落枕又名失枕，西医上称作急性颈椎关节周围炎或颈部肌肉扭伤，是因为晚上睡觉时头部姿势错误而产生的颈部和肩上肌肉拉伤，通常是由于头部没有放在枕头上所致。常于起床时突然发生，落枕后会有 1~2 天的恢复期，这期间伤者会感到头部转动困难，轻微扭动颈部就会产生酸痛。中医上用针灸、推拿等方法治疗。

神经根型颈椎病

病理特点：突出物或骨退化令椎间孔变窄，压迫或炎症刺激经此处走行的颈神经根，多见于第 4 ~ 7 颈椎，第 5 ~ 6 颈椎最常见。通常是单侧发病，亦可为双侧。起病缓慢。本型发病率最高且临床常见，多无外伤史。男性与女性发病率无明显差异。

多发年龄：30 ~ 50 岁。

主要症状：颈部活动时常感有"啦啦"声。颈痛或发僵是最早出现的症状。上肢放射性疼痛或麻木，此疼痛和麻木沿着受压神经根的走向和支配区放射。痛麻症状的出现和缓解与颈部的位置和姿势有明显关系。肩胛部疼痛，有时痛至前胸、后背。颈部活动、咳嗽、打喷嚏、用力及呼吸时，可使疼痛加重。患侧上肢自觉沉重，握力减退，可有手肿胀不适感，有时持物坠落。晚期可有肌萎缩及肌束颤动。颈部活动受限，肩胛、背部可有压痛，颈部前外侧、受累神经根处有压痛（两边相同压力时比较，并影响上肢，使疼痛加重）。

神经根受压的临床表现

颈 5 神经根受压：颈部疼痛，肩及上臂外侧可有疼痛麻木及感觉减退区，很少到前臂，肩外展无力。

颈 6 神经根受压：颈部疼痛，肩胛骨内上缘痛（最为普遍）。肘外侧及前臂桡侧痛；拇指麻木并感觉减退，示指麻木轻微；屈肘无力或减弱。

颈 7 神经根受压：颈部疼痛，类似颈 6 神经根受压者，肩胛内侧疼痛，前臂背侧痛，中指麻木并感觉减退，示指麻木轻微；伸肘无力或减弱。

颈 8 神经根受压：颈部疼痛在肩部、肩胛骨内下缘，有时可影响到腋部或前胸部，前臂尺侧、小指及环指麻木并感觉减退，有时中指轻微麻木，手腕活动无力或减弱。

以上表现归纳于表 1-1。

表 1-1　神经根受压的临床表现

神经根	疼痛部位	麻痹部位	关节活动无力	腱反射减退或消失
颈 5	肩外侧，上臂外侧	上臂外侧	肩外展	肱二头肌腱
颈 6	肩胛内上，前臂外侧	拇指	肘屈曲	肱桡肌腱
颈 7	肩胛内侧，前臂背侧	中指	肘伸直	肱二头肌腱
颈 8	肩胛下角，前臂尺侧	小指	手腕、指	

脊髓型颈椎病

病理特点：颈椎间盘突出，后纵韧带钙化，或颈椎骨滑脱或严重退化，使椎管狭窄，压迫颈脊髓，可受压变形。占颈椎病的10%～20%，临床症状多，病情严重难治。临床上常有脊髓损害症状和神经根受损症状同时存在，占10%～30%。

多发年龄：40～60岁。

主要症状：一般发病缓慢。可有颈痛，亦可无颈痛。颈部活动无明显限制。肌肉紧张，无明显压痛。最初下肢运动无力，下肢软弱、行路困难，典型者有脚踩棉花感。有下肢发紧、麻木或灼痛等。进一步出现一侧或双侧手感觉障碍，如麻木，手无力不灵活，持物易坠落。亦有症状先出现于上肢、后出现下肢者。严重者，下肢痉挛，卧床不起，生活不能自理。胸腹部感觉障碍，常在腹部或胸部有束带捆绑感觉。大便秘结、排尿困难。检查有病理反射存在。

颈椎病交感型

病理特点：颈椎退化，压迫或炎症刺激颈部周围的自主神经。交感神经功能紊乱。此型症状最复杂，多为主观症状，医生检查不到明确体征，常误认为神经官能症，即患者自我感觉异常。本病的症状主要反映在头部、眼部、血管及心脏部位。

多发年龄：30～50岁。

交感神经兴奋症状有：

头部症状：头痛或偏头痛、头沉重、头晕，可有枕部痛或颈后痛。头转动与症状无关。

眼部症状：眼球后痛，眼干涩，视野内冒"金星"，视力改变，霍纳征（＋）（瞳孔扩大，眼窝下陷及眼睑下垂）。

周围血管症状：因血管痉挛，肢体发凉畏冷，局部温度下降，肢体遇冷有刺痒感，继而有红肿或疼痛加重，血压升高。

心脏症状：心律失常，心动过速，心前区痛。

感觉异常：头、颈、面、躯干或肢体麻木，其痛觉减退不按神经节段分布，如指（趾）尖痛等。

出汗紊乱：如半侧肢体，单一肢体，头、双手、双足及四肢远端等多汗。

其他：听力减退、耳鸣，或有声音改变。

交感神经抑制症状：头晕眼花、心动过缓、血压偏低、胃肠蠕动增强或嗳气，流泪、眼睑下垂、鼻塞，瞳孔缩小、眼裂变小，眼球内陷等表现（与兴奋症状相反）。

颈椎病椎动脉型

病理特点：颈椎间不稳及椎间隙狭窄时，能使椎动脉扭曲并受挤压，钩椎关节和关节突关节骨刺能压迫椎动脉或刺激其周围的交感神经使其痉挛，管腔变细，血流量减少，出现脑干供血不足的症状。

当头向一侧歪曲或扭动时，其同侧椎动脉受挤压，对侧受到牵张。当椎动脉已有受压时，甚至头后仰时，椎动脉血流减少。主要表现为头颈部活动，影响颈椎动脉，脑部供血不足。此症状临床较少见。

多发年龄：30 ~ 40 岁。

主要症状：发作性眩晕，复视伴有眼震。有时伴恶心、呕吐、耳鸣或失听，这些症状多与颈部体位改变有关。下肢突然无力跌倒，但意识清醒，多在头颈处于某一体位时发生。肢体麻木，感觉异常。可出现一过性瘫痪、发作性昏迷。有条件者可行 MRI 检查，以观察椎动脉受压情况。

颈椎病的主要症状：颈痛

认识颈痛

随着社会科学的进步，人们生活水准的不断提高，脑力劳动逐渐替代体力劳动，这就意味着人在使用电脑时，颈部就要承担更多的压力。支撑及运动头部为颈部最重要的功能，颈外伤、劳损及退化或其他病变损伤颈部，可造成颈部疼痛的病理改变。

在流行病学报道中，各个年龄段的人群中，约有 10% 的人有颈痛的困扰。对有关机构文职人员的问卷调查显示，56% 以上的人均有颈痛 1 个月的病史，其中有反复颈痛者占 50%。可见在当今社会人群中颈部疼痛是一个常见的问题。颈痛是如此的普遍，到诊所骨伤科来就医的患者中居第一。有人认为颈痛是仅次于感冒的第二症状。有西方学者对颈痛病症用了两个"最"来描述，即"最为常见"和"最多问题"。最多问题是指颈痛的病因复杂，症状的伴随情况有时并不能很好解释，医生诊断有时难以明确判断定位，同时在治疗上也较为棘手。

颈痛的现象在每个人的一生中都会发生，或曾经患过。对于颈痛，人们应有一个正确的认识、自我诊断分析的基本知识，并加以合理的保健与治疗。

电脑颈

办公室一族由于工作离不开电脑，长期伏案，长时间眼睛盯着电脑屏幕，使颈长期保持一种姿势进行工作，产生劳损疼痛，进一步导致颈椎病。这成为最常见的颈痛原因与病症。

导致颈痛的原因

颈椎结构功能复杂，也决定了颈痛病因、病理的复杂性，以下从产生颈痛的病症病因加以叙述。

急性外伤性颈痛

引起直接颈部外伤并不常见。造成颈痛较为多见的原因是间接的外伤及轻度损伤。乘车出行已经成为人们出行的一种常态，给人们的出行带来了交通上的便利，但也隐藏着事故隐患。高速行驶中的汽车突然刹车，或与其他车辆相撞，都可能给车上乘员带来一定的伤害。

坐车时，系安全带可固定人的躯干，以防止突然刹车时的惯性作用使人离位前冲造成的伤害。但安全带固定了胸部，并未固定头颈部，急刹车时头部呈惯性向前，此时后侧肌肉被突然地受到牵拉，生理上会产生一种牵张反射，即当肌肉在突然牵拉时，会反应性急速收缩表现。这种损伤从头部运行过程上看，是急速向前到向后，即颈屈曲到后伸的过程，如挥鞭的动作，故在医学上称为"挥鞭样损伤"。同理，当出现后面撞车事故时，头颈变化为从后伸到前屈的过程。

另外，在体育运动时也常见颈部扭伤或"挥鞭样损伤"，这种外伤引起颈部肌肉、韧带、关节的损伤，损伤的组织可以出现炎症反应，而导致颈痛。颈痛可引起损伤性肌肉痉挛，也是保护性肌肉紧张反应。

严重的颈部外伤可能伤及脊柱的小关节、椎间盘，甚至引起颈椎关节脱位、骨折，有学者报道青少年时代的颈椎外伤，是中年后发生颈椎病的重要原因。

慢性劳损性颈痛

这是颈痛最常见的病因。慢性劳损是指人体某一部位因长时间维持在一个体位，或反复做一个动作，造成受力部位积劳成疾。劳损性颈痛多见于长期伏案的白领阶层，颈部的过度劳累导致肌肉、筋膜韧带、骨质与关节等组织的损伤。由于电脑的普及，使得颈痛变得更加普遍化（增多）、年轻化、知识化，是现代文职人员的常见病症。

慢性劳损性颈痛的常见病因

长期从事坐位、低头、工作姿势不当

经常使用电脑的白领工作者，因为长期低头工作造成颈后部肌肉、韧带牵拉紧张，使局部组织的劳损。同时在屈颈状态下，椎间盘承受较大的持续压力，也会使颈椎退化进程大大加快。

不良睡眠姿势导致颈部急性劳损

过高枕或过低枕使颈部处于不良状态，这种睡眠体位必然造成颈椎旁肌肉、韧带或关节的平衡失调，导致不同程度的急性劳损。通常醒后便有明显的颈僵不适和疼痛，即落枕。偶然每次的发生，并不可怕，如果反复落枕，则说明颈椎本身多有问题，最常见者是已有颈椎病的患者。

特殊职业伤害

如杂技、拳击运动员等因工作需要而常使头颈部负重，易造成外伤，因

而引起颈部肌肉、关节的失衡，加重颈椎的局部负荷而引起颈部劳损。

以上病因实际上均为外力所伤，或称为机械性损伤。前者为急性，可有明显的外伤史；后者为慢性劳损，患者可能不知病因，此两者同属物理性损伤。

知识链接
中医对急性外伤性颈痛和慢性劳损性颈痛的认识

此两者均为气滞血瘀性痹痛，是指气滞和血瘀同时存在的病理状态。其病变机制是：急性者，是外伤损及经脉血管，有时可见有离经之血瘀于皮下，瘀血阻滞，影响气的运行。这就是先有瘀血，由瘀血进一步导致气滞。慢性劳损者一般多先有气机运行不畅，然后引起血液运行淤滞，也可因损伤而气滞与血瘀同时形成，主要表现为气血不畅，不通则痛，痛有定处，固定不移。

老龄退化性颈痛

机器用久后则会磨损，人的关节也是同样道理，不同的是人具有自我修复的能力，人体各关节在不断地劳损、磨损或轻度外伤中，进行着不断地自我修复，但人在进入老龄后这种修复能力会越来越弱（图1-19）。

知识链接
中医对退化性颈痛的认识

肝主筋，肾主骨，肝肾充盈，则筋骨强劲，颈部关节滑利，运动灵活自如。进入老年后，天癸已绝，元气渐亏，而肝肾不足，致使筋骨失养，而发为本病。亦可为久病体虚，慢性疾病导致肝肾不足，肝肾阴阳两虚，使颈椎疾病加重。

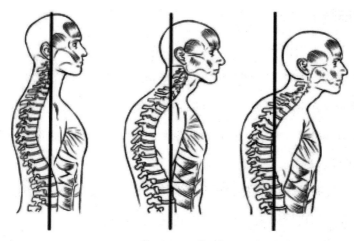

图1-19　退化

　　颈部关节是容易劳损退化的部位，所以当老年人出现颈痛时，最为常见的是颈椎退化，局部骨质增生是退化的典型表现。

感染性炎症颈痛

　　颈椎感染是由一种肉眼看不到的微生物——细菌侵入机体的颈椎而致的一种化脓性感染病，可使颈椎骨组织，包括骨膜、骨皮质、骨髓均受细菌感染而产生的一系列病变，通常称之为骨髓炎。

　　感染多发于环境卫生条件差的贫穷地区，大都市中并不常见。但城市中有许多糖尿病患者是感染的危险人群。这种颈椎骨髓炎在中医学属于"附骨疽"或"附骨流毒"范畴。

知识链接

中医对感染性炎症颈痛的认识

　　邪毒、六淫诸邪都可侵犯颈部，可致筋骨、关节发生病变。可因外伤后再感染毒邪，也可因身体其他部位转发于颈部感染。

风湿病性颈痛

风湿病是一组以侵犯关节、骨骼、肌肉、血管及有关软组织或结缔组织为主的疾病，其中多数为自身免疫性疾病，如类风湿关节炎（RA）、强直性脊柱炎（AS）、痛风、银屑病性关节炎。还包括弥漫性结缔组织病、系统性红斑狼疮（SLE）、系统性硬化症（SSc）、多发性肌炎（PM），皮肌炎（DM）等。

导致风湿病性疾病的发病原因有遗传因素、免疫反应、感染因素、内分泌因素、环境与物理因素，一些药物可诱发风湿病。

风湿病大多有关节病变，除颈痛症状外，有时伴有其他关节的红、肿、热、痛及功能受损等全面炎症表现，有时为多关节受累，侵及关节大小视病种而有不同（图1-20）。

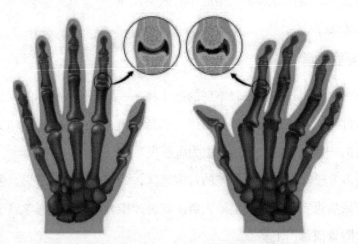

图1-20　正常手关节与类风湿关节炎

知识链接
中医对风湿病性颈痛的认识

本症是因风、寒、湿、热等外邪侵袭人体，闭阻经络而导致气血运行不畅的病症。表现为颈肌肉、筋骨、关节等部位酸痛或麻木、重着、屈伸不利，或关节肿大、灼热等。临床上具有渐进性或反复发作的特点，可因劳累或感冒而使病症反复或加剧。

四时季节不时之气也会对本病影响，可常见于久居风寒湿地，或汗出当风，风寒侵袭，或遇雨淋所湿，或冷气太大，睡卧不当，或气候变化，不加衣被，或过食生冷，风寒入侵等致风寒湿之邪侵袭机体，痹阻于颈背，气血运行不通，则颈背疼痛。正如《素问·痹论》言："风寒湿三气杂至，合而为痹也。"

先天性畸形疾患性颈痛

颈部先天性疾病并非罕见，最易诊断的是先天性斜颈，分为肌源性斜颈和骨源性斜颈。

先天肌源性斜颈

为颈部向同侧偏斜的畸形，严重者可有头和颈的不对称畸形，头倾向患侧，下颌转向健侧。多因产伤、异常分娩或胎位异常，引起胸锁乳突肌损伤、血肿机化、挛缩而致。本病诊断比较容易，小儿出生后数日至满月后在颈部见到并能触摸到胸锁乳突肌上部、中部或下部肌性肿块，伴头颈倾斜畸形。

先天骨源性斜颈

为颈椎骨发育畸形所致，有两个或两个以上颈椎融合畸形。主要表现为颈椎缩短。X线能够明确地显示颈椎融合的节段，并可确定脊髓受压部位和严重程度。

另外，亦有些颈椎骨先天发育畸形，但颈部外观并无明显异常。

中医对先天畸形颈椎病的认识

本病是先天不足、发育畸形，成因为小儿颈部经筋失养，瘀血留滞，聚而不散，致使经筋挛缩，若发生日久失治，导致筋强、筋结则难以治愈，或误治引起新的创伤，造成不良后果。治疗原则为活血化瘀，软坚散结，矫正畸形。《医宗金鉴》曰："按其经络以通郁闭之气，摩其雍聚以散瘀结之肿，其患可愈。"

颈椎肿瘤

颈椎的肿瘤性疾病有良、恶性原发性骨肿瘤及转移癌等。颈椎的肿瘤与其他肿瘤相同，其发病因素很复杂。一般来说，内因是人体或局部的内在条件，如先天基因、身体素质、内分泌变化等。外因则通过内因而发生作用导致肿瘤的发生，如空气污染、化学有害物质接触、受到核放射的照射。

颈椎骨肿瘤的发生与家族遗传或受到刺激有关。颈椎椎骨对上述外部因素的刺激较敏感，以致容易转变为肿瘤或瘤样病变。骨的良性肿瘤可以恶性变，如软骨瘤、骨软骨瘤、成骨细胞瘤等均可恶变为肉瘤，瘤样病变中纤维异常增殖症等亦可以恶变为肉瘤。有些颈椎骨肿瘤患者常回忆起患部有外伤史，如颈扭伤、碰伤等。实际上，这类外伤不至于引起骨质变化，在骨折、脱位部位发生的骨肉瘤极为罕见；很可能是肿瘤发展到一定程度时，因为外伤促使症状明显才引起注意而已。

颈痛的自我评分

此项评分是通过颈痛对日常生活、工作的影响来测评的，共用 10 个相关参数进行打分，根据分数能自我判断颈痛的严重性，同时可根据时间的推移，进行动态评估，客观地监测颈痛及其相关的症状，给出相应的自理，包括自我保健、看医生等，做到虽有颈痛，亦心中了然，防微杜渐，避免病情进一步恶化。

颈痛状态时间推移动态自评，见表1-5。

表1-5　颈痛状态时间推移动态自评

相关参数	状态	分数	得分
生活自理	能完全生活自理，无颈痛	0	
	能生活自理，但有额外疼痛	1	
	因疼痛而生活自理缓慢	2	
	大部分生活能自理，常需要别人帮助	3	
	难以生活自理，大部分需要别人帮助	4	
提携物品	提携重物无额外疼痛	0	
	能提携重物，但有额外疼痛	1	
	因痛不能提携重物，但能提中等重量的重物	2	
	只能提携轻物	3	
	完全不能提携物体	4	
阅读	阅读完全没有问题	0	
	在合适的位置，可以阅读	1	
	可以阅读，但会导致额外疼痛	2	
	因疼痛很快停止阅读	3	
	因疼痛完全不能阅读	4	
注意力集中	注意力能完全集中，无任何困难	0	
	注意力能集中，但偶尔略有困难	1	
	经常要努力才能使注意力集中	2	
	经常努力，但不能做到使注意力集中	3	
	完全不能使注意力集中	4	

相关参数	状态	分数	得分
工作／家务	平时做工作／家务时，没有额外疼痛	0	
	能做平时工作／家务，但有额外疼痛	1	
	因疼痛只能做约平时工作／家务的1/2	2	
	因疼痛只能做约平时工作／家务的1/4	3	
	因疼痛完全不能做平时工作／家务	4	
社交活动	社交生活正常，没有额外疼痛	0	
	社交生活正常，但会增加疼痛程度	1	
	疼痛已限制社交生活，但仍能走出去	2	
	因疼痛限制只能在家中社交生活	3	
	因疼痛而没有社会生活	4	
总分			

说明：颈部疼痛的自我评分，最低得分为 0，最高得分为 40。分数越高，表示疾病越严重，所造成的残疾损伤就越大

测评指导意义

0 ~ 5分，是常见颈病的早期，提示生活工作中要开始小心留意，适当休息，自我调理后完全能康复。如果是单独一项高分，则可能为急性外伤，或落枕，并非常见之颈椎病，要十分重视，看医生是必要的。

5 ~ 10分，病程缓慢，时有反复者，可为颈椎病所引起。此阶段要注意看书或工作时的体位，尤其是长期用电脑的办公室文职人员，要放好电脑屏幕及椅子的合理位置，要适当地活动与休息，做些身体锻炼，通常可回到上一阶段，可完全康复。

10 ~ 20分，需要密切观察阶段，此阶段基本上已有病理实质的改变，一般不能彻底痊愈，每当劳累或受凉感冒后病情将复发或加剧，此阶段为可控期，即可维持现状，合理调节身体，出现加重症状时，应该看医生。

20 ~ 30 分，已有不完全的残障，要定期检查、看医生，听从医生的安排，治疗康复。

35 分以上，已是残障患者，生活不能自理。

对颈痛的误解

前面已介绍造成颈痛的病因很多，大多数病程长，所表现的症状多变且易反复。看医生后所给说法不一定相同，医生在治疗方法上也多种多样。患者如果缺乏正确的认识，容易进入颈痛之误区，病急乱投医，花冤枉钱不说，还贻误治疗，严重者造成了精神负担得了抑郁症。因而，正确自我评估认识颈痛，寻找合理的治疗也成了医学上的一个重要问题。避免进入误区有着十分重要的意义。

谬误一：颈痛不当病，不认真对待。

颈痛症状十分常见，如果缺乏对颈痛的认识，以为有点痛不会死人，挺一挺就会好。再者工作繁忙，没时间看医生，因而不能接受系统检查和治疗。或只是自己按摩，外贴些膏药，或服用镇痛药了事，致使病痛长期找不到原因，不断地反复颈痛，加重了疾病的病理改变，以致病重到难以治愈。

谬误二：颈部不适，活动时有"咯咯"声，就有了颈椎病。

颈部活动时，发出的响声，医学称为弹响声，主要是因为颈部的韧带和骨骼发生摩擦所致，或颈椎关节内部的摩擦声。前者声音较大，音频为低，后者声音偏小，音频为高。常有颈部不舒服，当转头时颈椎经常发出"咔咔"响声，就认为自己得了颈椎病。其实颈部不适伴弹响，并非真正意义上的颈椎病，但可认为是颈椎病的前兆，此症状的确说明了颈部有炎症，有组织炎症增厚而发生局部的摩擦弹响，与劳损有密切相关。真正的颈椎病定义是颈椎退化而出现骨质增生，同时有颈痛者。此为中老年人的常见病，年轻人患病的比率不高，通常为颈部的劳损。

谬误三：虽有颈痛，但颈椎的 X 线片或磁共振成像（MRI）检查未发现异常，就不会有问题。

颈痛本身是一个信号，提示颈部存在问题，局部需要关注、关心。通过颈椎 X 线片和磁共振成像检查，有可能投照或其他技术原因未发现，也有因病变早期影像学上还未显示，普通 X 线平片只能看到颈椎骨的病变，周围软组织并不能显现。

出现颈痛病变的诊断需要3个方面的资料来判断分析：一是主观症状，患者自身的感觉，如痛症，医生是看不到的；二是医生的检查，是否有阳性体征；三是影像学资料或化验检查。其实第一部分最重要，是影响身体的感觉、生活质量最主要的部分。所以当出现颈痛时，可适当休息看是否能自行缓解，如果颈痛超过2周，一定要认真对待，遵医嘱做检查。

谬误四：颈椎骨质疏松要多补钙，必须服用钙片，多饮骨头汤。

骨质疏松中医称之为骨萎。颈椎的骨质疏松并不少见，通过 X 线检查或骨扫描，发现有骨密度减低。可源于两种病理现象。其一，发生于全身的骨质疏松症，该病的病因并不十分明确，多始发于更年期女性，是全身性疾病，考虑与体内的雌激素有关，通常称之为原发性骨质疏松。其二，为局部的骨质疏松，常见于颈椎病晚期，亦可见于颈椎的风湿病，主要原因是颈痛使颈部活动减少，骨骼缺乏原有的应力刺激作用，而产生失用性萎缩，也称为继发性骨质疏松。骨质疏松补钙并无任何害处，但从病因来说，其作用也不是太大。

谬误五：颈椎骨质增生是身体多钙所致，禁补钙，故要少食肉或骨。

骨质增生症、骨关节退化是在 X 线等影像学检查上所见的表现，这种令关节疼痛的炎症又称为骨性关节炎或增生性骨关节炎、亦可称之为退行性骨性关节炎，是中老年的常见病。在 X 线下，骨质增生的另一种表现为骨刺。骨质增生与体内多钙无关，而是因局部关节退化、失稳松动，对关节约束的韧带要承受更大的牵拉应力，其在骨的附着处反复受到炎症刺激而发生钙化，形成骨刺。因此，多食骨、肉与骨质增生无关。

谬误六：骨刺是颈痛的原因，治疗一定要去除骨刺。

引起颈痛的原因有很多，中医学认为疼痛是风寒湿痹，气滞血瘀，"不通则痛"，或认为是老年退化，肝肾亏损，"不荣则痛"；西医学认为疼痛是各种原因产生局部炎症，充血、水肿，刺激了局部神经末梢，而形成痛感。现在经 X 线摄片检查诊断中发现有骨质增生，也就是骨刺。事实上 60 岁以上的老年人 90% 以上都会有一定程度退化改变的骨刺，因此而产生颈痛者不到 50%。有时人们可考虑此为正常的生理退变现象，就像人老了会有白发或齿落一样。骨刺不是钢针，也不是异物棘刺，是由于骨质边缘附着处的软组织劳损退变，慢性增生现象。骨刺这一名称可能令人容易误解，它不会像钢针或棘刺那样截入人体导致疼痛。

骨刺虽不是导致颈痛的原因，但人们也应认真对待骨刺。服药并不能去掉骨刺，其他方法直接去掉骨刺既不现实，也不必要。只有极少数骨刺能直接刺激压迫到神经需要手术去之。绝大多数的骨刺都不是引起疼痛的原因，但不能否定的是其反映了退化程度，也可认为其与颈痛有许多间接关系。控制骨刺的发展很重要，颈痛越经常发生，则骨刺越严重。也可认为颈痛少了，骨刺变化发展就控制了。

谬误七：头痛或偏头痛是大脑里面的问题，与颈椎无关。

头痛或偏头痛可能是脑部的血管、神经出现了问题，严重的还有颅内肿瘤，其实大脑内部问题不是最为常见的。最常见的是颈性头痛，颈椎的颈丛神经受累，或交感神经受累均可产生头痛，通常称之为颈源性头痛。

颈丛神经损伤多表现为偏头痛，一般疼痛位置较为明确，常表现在后枕部、耳后、头部颞侧等。当按及后侧颈枕相交凹陷处，即风池穴有压痛，按压时并与头痛有关，可加剧，亦可舒缓。如果为交感神经受累，则无明确定位。如果是颈性头痛，通过治疗颈椎病有明显效果。

谬误八：头晕、恶心是梅尼埃综合征（耳水不平衡），与颈椎病无关。

突然天旋地转发生眩晕，如坐舟车，感到周围物体围绕自身旋转，还常伴恶心、呕吐、面色苍白、出冷汗、血压下降等症状。头部的任何运动都可以使眩晕加重。患者意识始终清楚，个别患者即使突然跌倒，也保持清醒状态。

头晕、恶心可见于内耳的病变，称为梅尼埃综合征，也有一些俗称谓之耳水不平衡。可能50%以上的头晕、恶心是因为颈椎病导致椎动脉压迫，或自主神经功能紊乱使脑部的供血不足，而发生此症。如果患者头晕，伴有颈痛者，以颈部活动、头部扭转时出现头晕，要充分考虑颈性原因。临床上要对这两种疾病认真区分及鉴别诊断。

谬误九：手臂麻痹是中风的先兆。

"中风"一词来源于中医，是指有风邪进入人体经脉，因发病急骤，症状多端，病情变化迅速，与风之善行数变的特点相似，故名中风。中医有风邪中经络与中脏腑不同。中经络者，病变较轻，临床可见手足麻痹，或震颤等现象，一般不会威胁生命。中脏腑者，病情严重，急骤变化，可有昏迷、瘫痪，现代认为是由脑血管意外而致。

现在通常所说的中风，西医定义为脑血管意外（stroke）。中医认为，手臂麻木可以说是已经中风了，是颈椎的臂丛神经受累，所支配的区域出现麻痹，其与脑血管意外无关为中经络，所以不可能会出现中脏腑之"stroke"。但临床上有些老年人有小的血管栓塞会有手足麻痹，但多伴有手足活动不利。

谬误十：有颈椎病颈痛，睡眠时要低枕或无枕。

睡眠时头颈姿势不当，枕头垫得过高、软硬不当会出现落枕。由于颈椎病的颈痛做 X 线检查发现有颈生理性前曲消失或反张，所以人们对不可高枕睡眠有充分认识，颈椎病不可高枕完全正确。是否要低枕或无枕睡眠要因人而异，当颈痛时，颈肌痉挛紧张，低枕或无枕的一个强迫颈椎体位，会令颈肌更为紧张，反使颈痛加剧。所以，颈椎病患者自我感觉尤为重要，只有枕头高低适当，使颈部放松，才真正有利于颈椎疼痛的康复。

谬误十一：反正颈痛是无法根治的，因而也不必去看诊。

慢性颈痛病症虽不会对人的生命构成威胁，但已经成为影响人类生活质量的一个重要因素。在现在医学条件下，许多慢性颈痛的确是无法在病理上完全根治的，但并不代表不需要治疗。合理的治疗方案、方法，对缓解控制颈痛有重要意义，例如理疗、针刺、手法，中药的内、外运用等保守疗法，对缓解颈痛有良好效果，很多治疗能达到一个非常好的长期缓解的效果。所以合理的治疗，消除或缓解症状，改善生活质量，同时控制病理发展才是最重要的。

谬误十二：颈痛经治疗已好了，无痛，可是过了几周或几个月又复发了，是当时医生治疗得不彻底。

慢性颈痛从病理上看是颈椎局部的退化劳损所致，颈痛症状由许多因素引起，如颈肌痉挛、筋膜发炎、关节错位等诸多病变的作用，经医生治疗后可纠正一些因素，使颈痛得到缓解，但有些病理现象并未解决，当颈部受劳累或风寒刺激，很容易诱发病理改变，诱发颈痛。可以说慢性颈痛是三分治疗、七分预防保健，康复和保养是关键所在。而大多数是患者自己没有很好地进行保养所致，所以关注工作、生活中的姿势和体位，甚至有些不合理的运动，这些可以是诱因，也可以是原因，正确认识才能正确调养。

谬误十三：偏方、秘方能去骨刺，对颈痛病有奇效。

在民间的确有许多宝贵的经验与处方，对治疗颈痛会有效果，但不可轻信。所谓的偏方、秘方能去骨刺，则可完全否定，因为现在世界上无任何药物是通过内服去除颈椎骨刺的，而且骨刺也并非导致颈痛的主要原因。

谬误十四：消炎镇痛药只能治标，而且有副作用，颈痛患者不能用。

急性颈痛，其关键的病变在于急性无菌性炎症的发生，在颈痛的发作早期，及时服用消炎镇痛药物，对消除无菌性炎症、缓解颈痛可起到立竿见影的效果，从某种层面上来讲，的确是治标。但是，消炎镇痛可以阻止颈痛的病情发展，防止其变为慢性疼痛，有治本、保本的作用。无论采用何种方法，只要是消除疼痛，提高生活质量有时也是可以接受的，有病硬扛不是科学的治病防病可取的态度。

谬误十五：只要不用电脑工作，颈痛就没问题了。

的确，现在多数颈痛是由于长期使用电脑时不良的姿势所致的，颈痛的防护原则要求减少使用电脑的时间，增加休息时间，或用电脑半小时至 1 小时，起身活动是对颈椎病的较好防护。但不能认为不上班就是休息，整日坐着看电视、打麻将、玩电脑游戏，这些活动对颈椎同样有损伤，亦是导致颈椎病变的原因。

谬误十六：颈痛的保守治疗都是治标的，只有手术是治本的，可以一劳永逸。

诚然，极少数经保守治疗无效的颈腰痛患者，的确需要手术治疗。但就目前医疗水平而言，慢性颈痛仍是困扰人类的"三大顽疾"之一，任何一种疗法都不可能一劳永逸。相对于保守治疗，手术治疗对人体有较大的创伤，康复周期较长，同时，它也会改变人体脊柱内在的生物力学平衡，使某些脊柱节段显得更为脆弱。临床上，术后颈腰痛依旧残存的患者也是大量存在的。因而，除了一些极严重的颈腰痛疾病，在严格、正规的保守治疗 3~6 个月无效的情况外，选择手术治疗时一定要慎重。

二

颈椎病的中医药诊治

中医治疗颈椎病的方法有很多，医生会根据颈椎病的不同症状、体征及影像学检查等病情资料，经过综合分析，采用合理的治疗方法为颈痛患者实施治疗。大体来说，可归类为内治法和外治法。内治法是内服中药或中成药，医生会透过望、闻、问、切了解患者的体质，根据其体质用药。

中医对颈椎病的认识

颈椎病的颈痛及相关临床表现属中医学的痹证，这些症状多因外伤、劳损经脉、气血的损伤，久之，则气血虚衰，或感受风寒湿邪所致颈痛。头昏、目眩、耳鸣等症则多与痰浊、肝风、虚损有关。

外力所伤

外伤跌倒、闪挫或慢性劳损等对筋、骨、皮肉的损伤而致的颈痛，常可伴有骨错缝、筋出槽关节与软组织症状。人体是一个整体，颈痛的病机也能导致脏腑、经络、气血失调，因而产生一系列的全身症状，临床可有肩、背、肢体疼痛为主等症状。另外，人体的脏器都依赖于气血的滋养，气血阻滞失调，则脏腑有失气血濡养，其功能也会受到影响。肝主筋，肾主骨，其功能受到影响，又反过来会影响骨骼、肌肉和关节功能。相互影响，久之产生各种虚证。因此颈痛时要十分重视内脏功能，特别是肝、肾功能状态。

风寒湿侵

风、寒、湿3种外邪侵入机体，流注经络，同样会导致气血运行不畅而引起颈痛及肢体关节的酸麻、疼痛、重着等颈椎病的症状。风、寒、湿3种病邪伤及人体，其中会有某一种病邪偏盛，则症状会在某方面表现得更加突出。风邪偏胜之痛为行痹，表现为颈背的走串作痛；寒邪偏胜之痛则为痛痹，表现为颈或肢体关节疼痛，得热则减，遇寒则甚；湿邪偏胜之痛为着痹，以颈及肢体重着为主的疼痛。

痰凝湿阻

痰是机体的病变产物，为人体的津液凝聚变化而成。由于多种因素影响了津液的正常输送、分布和运行，停聚在机体局部，经络运行不畅，导致该部的功能障碍。痰湿凝阻引起的证候相当广泛。逆于头部，多见眩晕耳鸣；痹于心胸，则出现心慌、心悸及胸闷；阻于四肢者，多见四肢麻木疼痛。痰湿甚者，呕吐、头晕突然跌倒、四肢不举、厥冷等症状。

肝肾亏损

久病体弱，肝血不足，肾精亏损，经脉失去濡养，可致肢体筋膜弛缓、手足痿软无力、肢体不利、肾虚耳鸣、肝亏目眩。也可因肾虚不能养肝，以致肝阴不足、肝阳上亢引起眩晕等。

气滞血瘀

由于外伤跌倒和劳损，血络受损，瘀血阻滞经络，气行不畅，导致不通则痛。

重着

重着是指关节沉重而屈伸不利的意思，此词源自《金匮要略·五脏风寒积聚病脉证并治》。

中医治疗颈椎病的检查诊断

医生在诊断颈椎病时，一般要通过望、闻、问、切四诊，包括：全面的询问（问诊）和细致的检查（望、闻、切诊），甚至要选择一些特殊化验或影像学检查方法以明确诊断。

了解病史

病史包括：颈痛有无外伤史，出现颈痛症状的时间、性质、症状的演变过程及曾经接受过的诊断、治疗及疗效等。特别是了解出现颈痛症状的诱因、性质与特点，症状演变过程，以及全身情况等，对诊断和鉴别诊断有很大帮助。

劳损性颈痛：出现在某种姿势或活动时，常见在颈屈伸或旋转时有颈背痛。

退变性颈痛：若晨起颈部疼痛，活动后减轻，劳累时有颈痛，多有颈椎骨质增生改变。即为颈椎病，再根据颈椎病各型的表现，确定其类型。

炎症性颈痛：包括风湿、肿瘤等，持续颈痛，疼痛出现与姿势体位关系不明显，而且常表现为颈痛以夜间为甚。

身体检查

望诊

观察颈面部有无畸形，头颈部侧面患者放松状态下平视，外耳孔道垂直线是否在肩的中部，有颈椎病者多在前侧为头前倾现象。中医望诊中观察舌质、舌苔是临床重要内容。

闻诊

主要闻及颈部活动时所伴有的弹响声。

切诊

感觉肌肉的紧张度，触及压痛点是切诊中的重要内容。中医的切脉对了解患者的躯体状态十分重要。

颈肌扭伤压痛点：触之有肌紧张，多有浅压痛，可在棘间韧带、项肌或斜方肌边缘有压痛。

棘突间压痛点：即在上、下棘突之间的凹陷处有压痛。这对颈椎病的定位关系密切，尤其是早期压痛点的位置，往往与受累椎节相一致，后期则因椎间关节周围韧带钙化、骨刺形成后，压痛反而不明显。

颈椎病或颈椎间盘突出症压痛点：压痛多在患侧的下部颈椎旁。相应的神经根受累时，于其颈椎横突前方有压痛，且向患侧上肢放射。因颈椎病发生退化部位最常见在 C_{5-6} 处，因此可在肩胛内上角处有压痛。

上部颈部损伤压痛点：出现头痛、头晕，可在风池穴有压痛，并向头部放射。

胸廓出口综合征压痛点：在前斜角肌或锁骨上窝有压痛。

此外，还有对感觉、运动、反射等神经系统方面的检查，如臀部、手部的感觉障碍分布区，与受累颈椎椎节定位有直接关系。运动检查，主要是进行肌张力、肌力、步态等方面的检查。反射检查，一般包括肱二头肌反射、肱三头肌反射、肱桡肌反射等深、浅反射及霍夫曼征等病理反射。

影像学检查

主要为 X 线检查，可拍摄颈椎正位、侧位、斜位平片，有时也会拍摄功能动态（过屈、过伸）的侧位片，以观察颈椎关节的稳定性。一般 X 线平片主要观察颈椎骨的变化。CT 扫描、磁共振成像（MRI）现在也是颈椎检查的常用手段，多在 X 线检查后进一步观察颈部一些软组织情况，因为其可断层，常可看到颈椎间盘对脊髓、神经、血管的压迫情况。但其费用较高，并不作为常规颈痛的检查应用手段。

颈椎病的中药治疗

颈痛可通过内服中药治疗。中药的剂型不同，作用力的强弱也不完全相同。现代以汤剂、丸剂、颗粒冲剂应用较广。除此之外，中药内服的剂型还有口服液、胶囊剂、膏剂等。一般而言，汤剂功效较竣，易于吸收，适用于颈痛的发作期。对于缓解期，则可以考虑颗粒冲剂，亦较方便携带。中医师会视患者的具体情况而选择处方合适的剂型。

中药

在中医学理论（例如阴阳五行、经络藏象学说）指导下，按照四气五味、升降浮沉、功效归经的原则和指标，供中医辨证论治使用的饮片或成药，称为中药。中药包括植物药、动物药及矿物药三大类，而一般人会认为中药等同于中草药。所以，"中草药"或英文"herbal medicine"其实是对中药的含义有所偏颇。

颈椎病治疗常用中药材

葛根

【性味归经】甘、辛、凉。归脾、胃经。

【功　　效】解肌退热，透发麻疹，生津止渴，升阳止泻。

【用法用量】水煎服，10～15g。

【禁　　忌】低血压、低血糖者慎用。

【药理研究】能扩张血管，缓解患者颈肌紧张作用，而且有降压及轻微降血糖作用。

黄芪

【性味归经】味甘，性温。归脾、肺经。

【功　　效】补脾益气，固表止汗，益气升阳，利水消肿，托疮排脓。

【用法用量】水煎服，6～15g。

【禁　　忌】外感邪盛，内有积滞，阴虚阳亢等不适宜用。

【药理研究】主要含苷类、多糖、氨基酸，具有增强机体免疫、利尿、保肝、降血压作用等功效。

桂枝

【性味归经】辛、甘，温。归心、肺、膀胱经。

【功　　效】发汗解肌，温通经脉，助阳化气。用于风寒湿痹型颈肩臂痛。

【用法用量】水煎服，3～10g。

【禁　　忌】风热外感，或实热证忌单用本品。

【药理研究】含桂皮醛，具有镇痛效果。

附子

【性味归经】辛、甘、热。有毒。归心、肾、脾经。

【功　　效】回阳救逆，助阳补火，散寒止痛。用于风寒湿痹型颈肩臂痛。

【用法用量】水煎服，3～15g。宜先煎0.5～1小时。

【禁　　忌】阴虚阳亢及孕妇忌用。反半夏、瓜蒌、贝母、白蔹、白及。

【药理研究】含次乌头碱及乌头原碱，具有镇痛作用。

桑寄生

【性味归经】苦、甘、平。归肝、肾经。

【功　　效】祛风湿，益肝肾，强筋骨，安胎。用于肝肾亏损型之颈痛。

【用法用量】水煎服，10～15g。

【禁　　忌】低血压者慎用。

【药理研究】含有广寄生苷等黄酮类，具有降压、镇静、利尿作用。

党参

【性味归经】味甘，性平。归脾、肺经。

【功　　效】益气，生津，养血。

【用法用量】水煎服，10 ~ 15g。

【禁　　忌】不宜与藜芦同用，实证、热证慎服。

【药理研究】含有皂苷、氨基酸、生物碱，具有抗溃疡、抗胃酸及提升白细胞功能作用。

赤小豆

【性味归经】味甘，性平。归脾、大肠、小肠经。

【功　　效】健脾利湿，散瘀血，解毒。

【用法用量】水煎服，10 ~ 15g。

【禁　　忌】小便频者慎用赤小豆，以防伤津。

【药理研究】含蛋白质、维生素 B、皂苷、糖类等。

甘草

【性味归经】味甘，性平。归心、肺、脾、胃经。

【功　　效】益气补中，清热解毒，缓急止痛，调和药性。

【用法用量】水煎服，3 ~ 10g。清热解毒宜生用，补中缓急，宜炙用。

【禁　　忌】反大戟、芫花、甘遂、海藻。脘腹胀满者亦慎用。

【药理研究】含甘草酸，多种黄酮，对胃酸分泌过多有抑制作用，并有镇咳、抗过敏、消炎作用。

杜仲

【性味归经】味甘，性温。归肝、肾经。

【功　　效】补肝肾，强筋骨，安胎。

【用法用量】水煎服，10 ~ 15g。

【禁　　忌】杜仲有降压作用，低血压患者慎用。

【药理研究】含杜仲胶、杜仲苷、松脂醇二葡萄糖苷，具有降压、镇痛、增强免疫系统功能。

山药

【性味归经】味甘，性平。归脾、肺、肾经。

【功　　效】益气养阴，补脾肺肾，固精止带。

【用法用量】水煎服，10 ~ 30g。

【禁　　忌】血糖过低患者慎用。

【药理研究】含薯蓣皂苷、甘露聚糖、植酸等，具有止咳、降血糖、抗敏作用。

颈椎病治疗要辨证用药

"辨证"是中医特色，可理解为辨清证型。《伤寒论》："观其脉证，知犯何逆，随证治之。"医生经过诊断分析，辨清患者的内在情况（证型），再根据患者的证型给予对应治疗。颈椎病的常见证型可分为：①风寒湿痹型；②气滞血瘀型；③痰浊内盛型；④肝肾亏损型；⑤气血虚弱型。但临床上证型不只以上5种，例如虚实夹杂、寒热夹杂的不同组合等。

风寒湿痹型

【病因】由于外感风寒，或素体阳虚，邪客足太阳膀胱经脉，循经上犯颈肌。

【症状】头项强痛，可触及条索状物，颈部活动不利，恶寒喜温。舌质淡红苔薄白，脉紧。

【治法】祛风散寒，去湿止痛。

【方药】桂枝加葛根汤合用羌活胜湿汤。

【方解】桂枝辛甘发散，芍药酸收，甘草甘平，生姜辛温能散，既助桂枝解肌，又能暖胃止呕。枣甘温能和，葛根舒筋解痉，羌活祛上部风湿，独活祛下部风湿，川芎活血，蔓荆子祛风止痛，防风、藁本祛太阳经风湿，且医头痛，甘草调和诸药。

【加减】颈背寒冷者，加淫羊藿、巴戟天。头重欲吐者，加半夏、茯苓。颈肌紧痛者，加路路通、伸筋草。

知识链接

羌活胜湿汤

羌活胜湿汤是由羌活、独活、藁本、防风、甘草、川芎等组成的汤剂，有同名数方，药味大同小异，具有祛风除湿的功效，主要用于治疗外感风寒、风湿在表、头痛项强、腰背重痛、全身疼痛、恶寒发热等症。

气滞血瘀型

【病因】由于外伤和劳损，瘀血阻滞经络，不通则痛。

【症状】颈肩刺痛，痛有定处，夜间加重，胸闷胸痛，甚至有面色不华，肌肉萎缩，发枯甲错。舌质紫暗或有瘀斑，脉涩。

【治法】理气活血化瘀。

【方药】桃红四物汤。

【方解】桃仁、红花入血分活血化瘀，当归补血、活血，川芎理血中之气，熟地黄补血为主，芍药敛阴养血。

【加减】胸闷、呼吸欠畅者，加桔梗、枳壳。神疲乏力、气短懒言，兼气虚之症者，加党参、黄芪。两胁疼痛、善叹息者，加柴胡、郁金以疏肝。

痰浊内盛型

【病因】嗜食肥腻，或素体脾胃虚弱，使脾胃运化失司，停蓄而为痰饮，阻滞颈部经络而发痛。

【症状】颈痛，颈肩酸胀不适，肢体沉重乏力。可伴有头重眩晕，胸脘胀满，胃纳欠佳，嗜睡多寐。苔白腻，脉滑。

【治法】健脾化痰。

【方药】二陈汤合用半夏白术天麻汤。

【方解】半夏燥湿化痰，茯苓健脾利水，陈皮理气化痰，甘草健脾和中，白术健脾燥湿，天麻息风止眩。

【加减】胃寒呕吐者，加木香、砂仁。不眠者，二陈汤加竹茹、枳实，名为温胆汤。老年肺气肿，出现咳喘者，加紫菀、款冬花、砂仁。

肝肾亏损型

【病因】年老体弱，肝肾精血日渐亏虚，筋骨失去气血滋养所致。

【症状】颈腰背痛，头晕耳鸣，视物不清，头重脚轻，走路不稳，可伴有神疲乏力，健忘，腰膝酸软，尿频。舌体瘦，少苔或无苔，脉弦细。

【治法】补益肝肾。

【方药】六味地黄丸。

【方解】熟地黄滋阴补肾，山药补益脾阴，山茱萸补养肝肾，泽泻利湿排浊，茯苓健脾去湿，牡丹皮活血化瘀。

【加减】素体虚寒、四肢欠温者，加桂枝、附子。更年期潮热汗出者，加知母、黄柏。腰膝酸软，遇潮湿加重者，加桑寄生、独活。

气血虚弱型

【病因】多由病后失调，或劳倦内伤，或脾胃功能失调，气血生化不足所致。

【症状】头晕眼花，面色无华，神疲肢倦，心悸气短。舌淡红，苔薄白，脉沉细弱。

【治法】补益气血。

【方药】黄芪桂枝五物汤合用四物汤。

【方解】黄芪补气，桂枝辛甘发散，芍药敛阴养血，甘草甘平，生姜辛温能散，既助桂枝解肌，又能暖胃止呕，枣甘温能和，当归补血、活血，川芎理血中之气，熟地黄补血为主。

【加减】胃纳欠佳者，加谷芽、麦芽。心血虚少，心悸失眠者，加酸枣仁、远志。

颈椎病治疗常用中成药

中成药是以中药为原材料，经过制药工序，制成特定剂型，在中医药理论指导下使用。中成药使用特点是携带方便、易于存放、毒副作用相对小。常用治疗颈痛的中成药如下。

葛根汤颗粒

【功能主治】发汗解表，生津舒筋。用于风寒束表阻络导致头身疼痛、项背强直。

【规　　格】每袋装 4g。

【用法用量】开水冲服，每次 4g（1 袋），每日 3 次。

【禁　　忌】外感风热，表现为发热重、恶寒轻、口渴、舌边尖红者禁用。

颈复康颗粒

【功能主治】活血通络，祛风止痛。用于颈椎病引起的头晕、肩背酸痛、手臂麻木。

【规　　格】每袋装 5g。

【用法用量】开水冲服，每次 5g（1 袋），每日 2 次。

【禁　　忌】孕妇忌用。

强力天麻杜仲胶囊

【功能主治】平肝息风，活血化瘀，舒筋止痛。症见头晕头痛、颈腰背痛。

【规　　格】每袋装 0.2g 或 0.4g。

【用法用量】口服，每次 2～4 粒，每日 2 次。

【禁　　忌】孕妇忌用。本品含草乌、附子，应在医师指导下服用。

风湿骨痛胶囊

【功能主治】温经散寒，通络止痛。用于寒湿痹痛所致的颈痛，症见四肢冰冷、肢体麻木。

【规　　格】每袋装 0.3g。

【用法用量】口服，每次 2～4 粒，每日 2 次。

【禁　　忌】本品辛热，故阴虚火旺、湿热证者忌用。含活血化瘀药，故孕妇忌用。而且本品含川乌、草乌等毒性药，应在医师指导下服用。

骨疏康颗粒

【功能主治】补肾益气，活血壮骨。症见老年骨质疏松、肾虚型颈腰骨痛。

【规　　格】每袋装 10g。

【用法用量】口服，每次 1 袋，每日 2 次。

【禁　　忌】发热时停服，或高血压患者慎用。

根痛平颗粒（无糖型）

【功能主治】活血、止痛、通络。用于风寒阻络导致颈椎病引起的颈部活动受限、颈肩疼痛、手臂麻木等。

【规　　格】每袋装 8g。

【用法用量】开水冲服，每次 1 袋，每日 2 次。

【禁　　忌】孕妇忌用。

中成药治疗颈椎病注意事项

中成药内成分组成固定，难以针对个人加减用药。患者使用中成药存有疑问时，应向专业中医师咨询。

长期服用中成药时，患者病情会有转变，要注意定期复诊。服用中成药切勿人云亦云，需在中医师建议下服用。

服用前应仔细阅读说明书，了解其适应证及禁忌证。

三

颈椎病的中医外治疗法

颈椎病的外治疗法是指作用于体表的方法，包括敷贴、温洗、推拿、针灸、拔罐、刮痧等。一般内外兼治颈椎病的效果较单一方法更为显著。外治法涉及运有针具利器、玻璃火具等有潜在危险的物品，故患者切勿自行操作。

颈椎病常用药膏贴

市面上药店或医药公司出售已制作完成的中药膏贴，使用方便。中药敷贴和中医其他治疗一样，也是在中医的整体观和辨证论治的指导思想下使用的。清代中医吴师机说："外治之理，即内治之理。"外用敷药主要是通过药物自身药效，局部刺激于贴药患处，利用膏贴上的中药成分经人体皮肤的渗透吸收，以调节经络、脏腑，从而达到温经通络、活血化瘀、行气止痛的作用。

狗皮膏

【药物组成】生川乌、生草乌、羌活、独活、青风藤、五加皮、防风、威灵仙、苍术、蛇床子等。

【功能主治】祛风散寒，活血止痛。用于风寒湿邪、气滞血瘀引起的四肢麻木、颈腰背痛、经行冷痛、寒湿带下。

【用法用量】用生姜搽擦患处，将膏药加热软化后贴于患处。

关节镇痛膏

【药物组成】辣椒、肉桂、秦艽、细辛、桂枝、当归、荆芥、赤芍、丁香、羌活、生草乌、独活、白芷、川芎等。

【功能主治】祛风除湿，活血止痛。用于风寒湿型、气滞血瘀型颈肩背痛患者。

【用法用量】每次1贴，贴患处。

消痛贴膏

【药物组成】独一味、棘豆、姜黄、花椒、水牛角、水柏枝。

【功能主治】活血化瘀，消肿止痛。用于急、慢性扭挫伤，跌打瘀痛，骨质增生，风湿疼痛，亦可用于气滞血瘀型颈椎病、肩周炎、腰痛等。

【用法用量】每次1贴，贴患处。

天和追风膏

【药物组成】生草乌、麻黄、细辛、羌活、乌药、白芷、高良姜、独活等。

【功能主治】祛风除湿，温经通络，活血止痛。用于风湿痹痛，颈背酸痛，四肢麻木等。

【用法用量】患处皮肤洗净后贴于患处。

外用药膏贴治疗颈椎病的注意事项

·孕妇忌贴腰、腹部。

·忌贴于皮肤破损处。若贴后皮肤出现瘙痒、灼热、水疱，可能是对药材过敏，应立刻停用。

·有出血倾向疾病患者、湿疹患者慎用药贴。

·贴膏药前注意患处皮肤清洁。

·每种药膏贴药时间可能有异，贴药前应向专业中医医生咨询或留意药膏盒内说明书。

颈椎病温洗疗法

颈痛患者可使用中药温洗外用于颈部，可起到舒筋活络、消肿止痛作用。中医认为"热则气至""气行则血行"。中药外洗除了通过温洗使局部血管扩张，血运改善，代谢增强，促进局部代谢废物排泄，从而使疼痛缓解。而外洗的中药成分有温通经络、祛风散寒作用。

方法

将毛巾浸于约 50℃已煲好的药液中，略微扭干，将热毛巾敷于颈、肩、上背部。如毛巾冷却，可放回温热药液中。反复数次热敷，每天热敷 20 分钟。

海桐皮汤

【方　药】海桐皮 20g，透骨草 20g，乳香 10g，没药 10g，当归 10g，川椒 10g，川芎 10g，红花 10g，威灵仙 10g，白芷 10g，甘草 10g，防

风 10g。

【用　法】水煎后外洗外敷，忌内服。

【适应证】除了颈痛，还可用于关节僵硬、腰肌劳损、跌打损伤等。

活血止痛洗剂

【方　药】透骨草 30g，川楝子 15g，当归尾 10g，海桐皮 15g，威灵仙 15g，川牛膝 15g，白芷 10g，苏木 15g，五加皮 15g，红花 10g，乳香 10g，羌活 15g。

【用　法】水煎后外洗外敷，忌内服。

【适应证】落枕、颈椎病、腰腿痛、关节扭伤等。

注意事项

·温度不宜过高，防止烫伤。

·外洗药一般剂量偏大，有些药物毒性较大，切忌内服。

·患处有炎症、感染、皮肤病和开放性伤口者禁用。

·高血压、心脏病等患者慎用。

颈椎病针灸疗法

针灸疗法，是指在中医经络理论的指导下，利用特定的针具或艾灸，刺激人体腧穴，并通过经络系统对脏腑进行调节作用。现代医学研究证明针刺治疗能改变病变部位的微循环，有利于病变部位致痛物质及炎性渗出物的吸收。

颈椎病针灸疗法常用穴位

以下列出了人体常用的穴位，有助于读者参考易于寻找。

头颈腰背部常用穴位

风府

【位置】在头后正中线，后发际上 1 寸，当枕外隆凸直下，两侧斜方肌之间凹陷处（图 3-1）。

【定位】头后枕骨之下，后发际上 1 寸，正中线上。

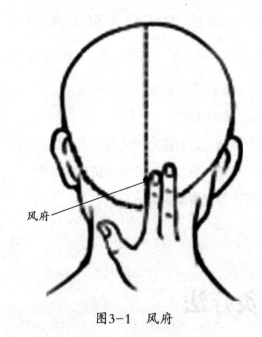

图 3-1　风府

风池

【位置】胸锁乳突肌和斜方肌停止部的凹陷中（图 3-2）。

【定位】在头后部，当枕骨之下，与风府相平，两斜方肌外缘陷窝中，相当于耳垂齐平，左右旁开中线 2 横指。

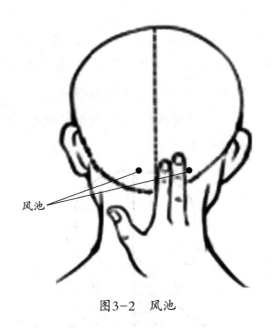

图3-2　风池

天柱

【位置】颈后发际，斜方肌外缘凹陷处，后发际正中，左右旁开1.3寸（图3-3）。

【定位】头骨正下方凹处，斜方肌外侧凹处，后发际正中旁开约3 cm。

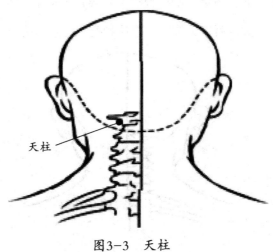

图3-3　天柱

大椎

【位置】背部正中线上，第 7 颈椎棘突下凹陷处（图 3-4）。

【定位】低头时，颈后正中隆起最高且随俯仰转侧而活动者为第 7 颈椎棘突。穴在其下方，当第 7 颈椎棘突与第 1 胸椎棘突间。脊椎骨中以第 7 颈椎棘突隆起最高，所以称之为"大椎"。

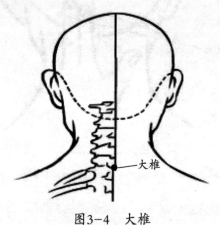

图 3-4　大椎

大杼

【位置】在背部，当第 1 胸椎棘突下，旁开 1.5 寸（图 3-5）。

【定位】找到大椎后，大椎下一椎体棘突下，左右旁开 2 指宽处。

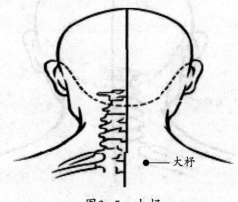

图 3-5　大杼

肺俞

【位置】位于第3胸椎棘突下，旁开1.5寸（图3-6）。

【定位】找到大杼为第1胸椎，而肺俞在第3胸椎，左右旁开2指宽处。

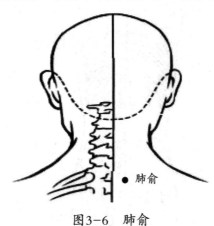

图3-6　肺俞

肩井

【位置】乳头正上方与肩线交接处（图3-7）。

【定位】人体肩井穴位于肩上，前直乳中穴，当大椎穴与肩峰端连线的中点上。

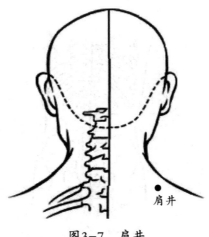

图3-7　肩井

膈俞

【位置】在背部，第7胸椎棘突下，旁开1.5寸（图3-8）。

【定位】约与肩胛骨下角相平，正中脊骨左右旁开2指宽处。

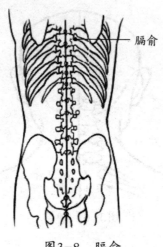

图3-8　膈俞

命门

【位置】在第2腰椎与第3腰椎棘突之间（图3-9）。

【定位】俯卧的姿势，命门穴位于人体的腰部，当后正中线上，第2腰椎棘突下凹陷处。

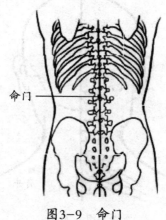

图3-9　命门

肾俞

【位置】第 2 腰椎棘突下（命门）旁开 1.5 寸处（图 3-10）。

【定位】命门穴左右旁开 2 横指。

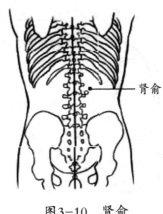

图 3-10　肾俞

头面部常用穴位

太阳

【位置】颅顶骨、颧骨、蝶骨及颞骨的交汇之处（图 3-11）。

【定位】于耳郭前面，前额两侧，外眼角延长线上方的一个穴位。

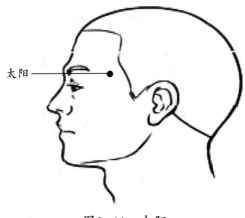

图 3-11　太阳

百会

【位置】在头顶正中线与两耳尖连线的交点处，或前发际上 5 寸，后发际上 7 寸（图 3-12）。

【定位】头顶正中心，可以通过两耳角直上连线中点。

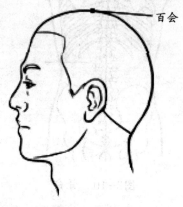

图 3-12　百会

头维

【位置】在头侧部，当额角发际上 0.5 寸，头正中线旁开 4.5 寸（图 3-13）。

【定位】在头侧部发际里，位于发际点向上 1 指宽。

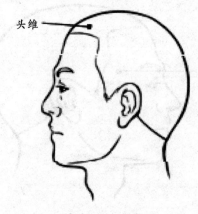

图 3-13　头维

上肢常用穴位

曲池

【位置】在上下臂相连处，肘横纹外侧端，屈肘，横纹尽处（图3-14）。

【定位】屈曲手肘，横纹尽处，即肱骨外上髁内缘凹陷处。

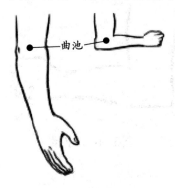

图3-14　曲池

合谷

【位置】在手背，第1、2掌骨间，第2掌骨桡侧的中点（图3-15）。

【定位】一手的拇指第1个关节横纹正对另一手的虎口边，拇指屈曲按下，指尖所指处就是合谷穴。

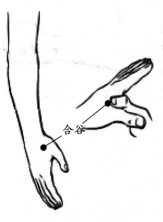

图3-15　合谷

中渚

【位置】掌背，第 4 ~ 5 掌骨间，手背第 4 ~ 5 掌骨间隙的前 1/3 折点处（图 3-16）。

【定位】手背第 4 ~ 5 掌骨间，掌指关节后方凹陷处。

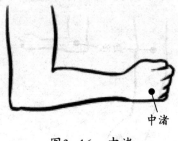

图3-16　中渚

外关

【位置】腕背横纹上 2 寸，桡骨与尺骨之间（图 3-17）。

【定位】立掌，腕背横纹中点上 2 拇指宽，前臂两骨头（桡骨、尺骨）之间即是。

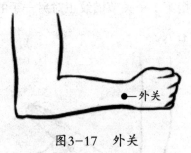

图3-17　外关

下肢常用穴位

足三里

【位置】在小腿前外侧，在腓骨与胫骨之间，当外膝眼下 3 寸，距胫骨前缘外侧 1 寸（图 3-18）。

【定位】由外膝眼向下量 4 横指，由胫骨旁量 1 横指。

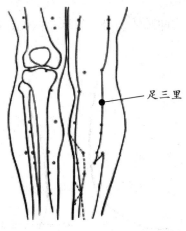

图 3-18　足三里

委中

【位置】膝关节后侧，腘横纹中点，在股二头肌腱与半腱肌腱的中间（图 3-19）。

【定位】屈膝后，大腿与小腿间见腘横纹，取腘横纹中点处。

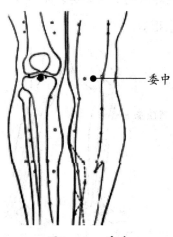

图 3-19　委中

太溪

【位置】下肢内侧,内踝后方,当内踝尖与跟腱之间的凹陷处（图3-20）。

【定位】平放足底或仰卧的姿势，位于足内侧，内踝后方与脚跟骨筋腱之间的凹陷处。

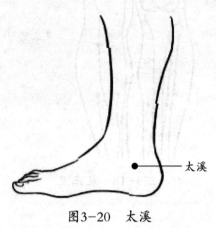

图3-20　太溪

阴陵泉

【位置】胫骨内侧髁下缘凹陷中（图3-21）。

【定位】采用正坐或仰卧的取穴姿势，阴陵泉穴位于小腿内侧，膝下胫骨内侧凹陷中，与阳陵泉相对。

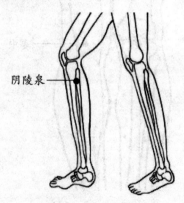

图3-21　阴陵泉

颈椎病针灸疗法的种类

针灸发展的历史源远流长，至今发展了不同类型的针刺工具及其操作方法，现简单罗列数种。

颈椎病毫针疗法

毫针是古代九针其中一种，以针身幼细为特别，是现代常用针具（图3-22）。

现代消毒技术先进，每次使用无菌针灸针，避免了患者之间互相感染。进针前患者应选择舒适体位，防止治疗时因不能支持而移动身体，或因刺激反应发生晕针现象，一般可分仰卧位、俯卧位、侧卧位、坐位等常用姿势，医生要因针刺部位而要求患者选择不同体位。

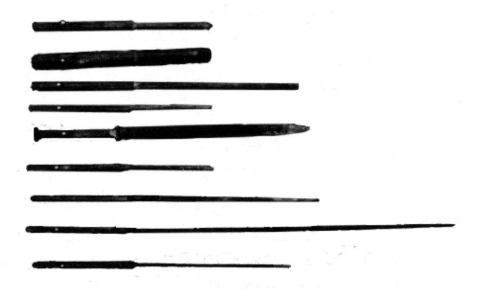

图3-22 九针

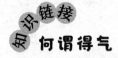

何谓得气

　　针刺一般要求取得一定感应，称为针感。这是指患者对针刺所产生的局部酸、麻、胀、重等感觉，同时医生的手指能感觉到针下有沉紧等反应。这些现象，称为得气。得气与疗效有一定关系，正如《黄帝内经》中指出：刺之要，气至而有效。

分型取穴

　　风寒湿痹型：风池、肩井、肩髃、大椎、风门。

　　气滞血瘀型：阿是穴、肩髃、外关、曲池、合谷。

　　痰湿阻滞型：风池、肩髃、足三里、阴陵泉。

　　肝肾不足型：风池、肩井、命门、太溪。

　　气血虚弱型：风池、肩井、百会、大椎、足三里。

方法

　　穴位消毒后进行针刺，针刺得气后留针30分钟，1周针刺2~3次，10天为1个疗程。

注意事项

· 针刺部位如有皮肤感染、溃疡、恶性肿瘤，不宜针刺。

· 孕妇腹部、合谷、三阴交等穴位禁针。

· 胸背部穴位不能刺深，刺深有发生气胸的风险，危及生命。

· 初次接受针刺，体质较弱，过饥、过饱者，应特别注意刺法，防止出现晕针。

颈椎病梅花针疗法

梅花针又称为皮肤针、七星针，是由多支短针组成的，是用来叩刺人体一定部位或穴位的一种针具。用于治疗颈痛，可分为循经叩刺、穴位叩刺和局部叩刺 3 种。

循经叩刺

患上颈肩背痛，可沿脊骨两旁的足太阳膀胱经进行叩刺，由天柱穴至肺俞穴，从上而下进行叩刺 5 次，以不出血为度。

穴位叩刺

颈痛者可在颈肩穴位作叩刺，如风池、肩井、大椎、大杼穴。伴有偏头痛者可加头维、率谷。伴有后头痛者加风府。每穴可叩刺 20 ~ 30 次。

局部叩刺

如果患者痛处不在穴位及经络上，可进行局部叩刺。找到患者颈肩痛处，对该痛处叩刺 20 ~ 30 次。

方法

叩刺部位消毒后，以右手拇指、示指握住针柄，针头对准皮肤叩打，叩打时主要运用腕部弹力，使针尖刺入皮肤后迅速弹出，而力度须因患者体质强弱而定。轻叩时一般以患者稍感疼痛，局部皮肤略有潮红但不出血为度。此疗法可隔日进行，一般慢性病 10 ~ 15 次为 1 个疗程。

注意事项

· 局部皮肤有溃疡或损伤者不宜使用。

· 此疗法有机会见血，如患者对血液有恐惧，应慎用或选用其他中医疗法。

· 糖尿病患者慎用或禁用。

颈椎病耳穴疗法

耳穴疗法是在耳郭穴位上使用针刺、按压、贴压药物等刺激从而达到防病治病的目的。耳穴与人体各部存在一定的生理关系，当人体患病时，往往会在耳穴相应部位找出反应点，医生会在反应点上进行针刺或按压。如果用按压方法，医生通常会利用王不留行籽，它是一粒黑色细小种子，再加上胶贴贴于耳穴上。王不留行籽不会像耳穴针刺有较大刺激，临床上较受欢迎。

取穴

颈椎、皮质下、肾上腺、交感和神门。伴眩晕恶心呕吐者，加脾、胃穴。伴胸闷不舒者，加心、胸穴。反复落枕者，加枕、肝穴。

方法

穴位消毒后进行王不留行籽耳穴按压，可留在耳穴上 1～2 天，患者平时自行按压。医生一般会左、右耳穴交替使用。

注意事项

·妊娠期不宜取子宫、卵巢、内分泌、皮质下穴，以免引起流产或早产。

·过度疲劳、饥饿、身体虚弱、精神紧张的患者如必须针刺耳穴，最好平卧，以免发生晕针。

·耳穴疗法虽然方便，但也有一定的局限性，有些疾病不一定单靠耳穴能医治，有需要时医生会配合其他疗法综合治疗。

晕针

晕针是在针刺过程中患者发生晕厥现象，患者会出现精神疲倦、头目眩晕、面色苍白、出汗、心慌等。严重者会出现四肢冰冷、血压下降、二便失禁、昏迷。多见于体质虚弱、过饥、精神紧张、大汗大泻后，也可因体位不当或医者针刺时手法过重引起。

处理：立即停止针刺，将针全部取出。立即让患者平卧、放低枕头，以及轻微垫高双脚。如有需要，可让患者饮用温水或葡萄糖水。严重者在上述基础上，可加刺人中、内关、关元穴。若仍不醒，可考虑配合其他疗法或急救措施。

颈椎病推拿疗法

推拿是指医者使用双手在患者体表特定部位或穴位上施以各种不同手法，以调节机体生理、病理状态，从而达到防病治病的目的。推拿疗法是中医师临床常用的治疗方法，古称"按摩""按跷"。早在先秦时期，《黄帝内经》

已记载按摩对痹证、胃痛、痿证等的治疗。推拿对比针灸可免受皮肉针刺痛苦，对比中药也省去用药资源，所以推拿广受民众欢迎。而且，推拿易于学习，无副作用，成本低，操作方便，不易受环境限制。推拿有改善血液循环、促进新陈代谢、修复受损软组织的功效。推拿对于颈痛的预防及治疗，均可起到一定作用。

颈椎病推拿手法的要求

手法要求是持久、有力、均匀、柔和，从而达到渗透目的。如《医宗金鉴》所说："一旦临证，机触于外，巧生于内，手随心转，法从手出。"

持久

是指手法的操作可维持一定时间，能够维持手法的力量及连贯性。初学推拿人士会感到两手疲劳，难以维持手法的持久性。

有力

是指手法有着一定力度，而且能紧贴患者皮肤，使手法轻而不浮，重而不滞。

均匀

是指手法上有稳定性及节奏性，动作频率有节奏性而协调，用力要稳定，患者才易于接受。

柔和

是指手法不要过于暴力，要轻柔缓和，以患者不感到痛苦为原则。

此外，治疗过程还要衡量手法是否恰量，必须考虑患者性别、年龄、既往病史、治疗部位等因素而灵活运用。

推拿的作用

疏通经络

经络是人体气血运行的通络，联系人体各部分成为一个统一的整体。如经络发生阻滞，不通则产生痛症。推拿具有疏通经络之作用，当推拿作用于患者体表，就能引起经络的激发及调整作用，并通过经络的循行，能影响到所连脏腑。正如《医宗金鉴》所说："因跌扑闪失，以致骨缝开错，气血郁滞，为肿为痛，宜用按摩法。按其经络，以通郁闭之气，摩其壅塞，以散瘀结之肿，其患可愈。"

调节脏腑

脏腑对身体有化生气血、调节经络的作用。推拿透过作用于患者体表可间接调整脏腑功能。脏腑精气充盈，则可以达到防病治病的作用。

祛风散寒除湿

中医认为痹证（即痛症）是因为风、寒、湿三邪杂致，推拿具有舒筋活络、活利关节之效。而且推拿过程中，医者的双手对患者皮肤造成摩擦产生出的热量，有祛风散寒除湿的作用。

宣通气血

中医认为气血是构成人体的基本物质，维持人体的正常生理活动。气血在正常情况下，在人体内周流不息。人体一切疾病的发生，皆与气血有关。若气血不足，不能濡养筋骨，可出现痛楚，中医谓之"不荣则痛"；若气血不通，亦不能濡养筋骨，出现痛楚，中医谓之"不通则痛"。推拿可调整气血，促进气血运行，以达到保护机体的作用。

基本手法

拇指平推法

【作　　用】缓解痉挛，疏通经络。可治疗肢体麻木、软组织劳损等。

【动作技巧】拇指指面放于目标治疗部位，其余四指并拢助力，拇指可沿经络方向或肌肉纤维方向作单方向、单方面平推（图3-23）。要求平推速度缓和，拇指指面须紧贴皮肤。本法接触面较小，操作上较灵活。

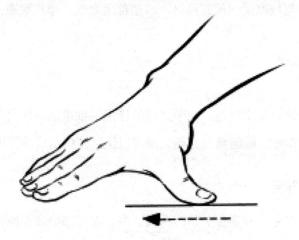

图3-23　拇指平排法

掌平推法

【作　　用】解痉止痛，理气舒筋。掌平推法作用范围较大，可用于颈肩背痛、腰背酸痛等。

【动作技巧】以手掌面紧贴目标治疗部位，用掌根部发力，沿经络方向或肌肉纤维方向、单方向、单方面推移（图3-24）。

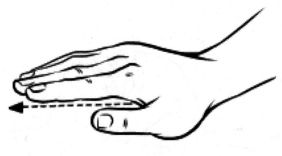

图3-24　掌平推法

拳平推法

【作　　用】舒筋通络、理气活血。

【动作技巧】沉肩，手握实拳，拇指放松。以示指、中指、环指、小指的第1指间关节突起部位着力于目标治疗部位上，沿经络方向或肌肉纤维方向作单方向、单方面推移（图3-25）。

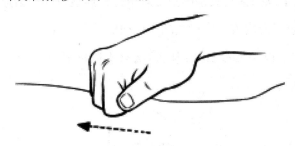

图3-25　拳平推法

肘平推法

【作　　用】本方法刺激较大，不适用于老年人、体弱者，或骨质疏松患者。适用于颈腰背脊椎旁肌肉。

【动作技巧】屈肘，以尺骨鹰嘴突起部位紧贴目标治疗部位，沿经络方向或肌肉纤维方向作单方向、单方面推移（图3-26）。

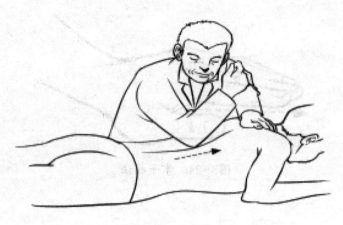

图3-26　肘平推法

拿法

【作　　用】疏通经络，解表发汗，镇静止痛。

【动作技巧】以拇指与其余四指相对用力，捏住目标的治疗部位或经络，逐渐用各指指腹用力内收，作持续的揉捏动作（图3-27）。

【分　　类】按手指数目运用的拿法有不同的名称分类，如五指拿法、四指拿法、三指拿法等。

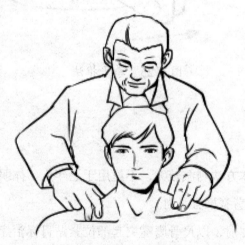

图3-27　拿法

按法

【作　　用】疏通经络、活血散瘀、温中散寒、舒筋止痛。适用于治疗腰背劳损、腹部冷痛、颈肩疲劳酸痛者。

【动作技巧】以手指指面（指按法）、掌根部、鱼际部或全掌面（掌按法）着力按压体表目标治疗部位，也可用另一手重叠按压，以达到按压力度。按压时，患者局部有热、胀、酸、麻感觉，即"通则不痛、痛则不通，有热气至则痛止"。用力方面，要按照先轻、后重、再轻3个步骤进行（图3-28）。

【分　　类】指按法、掌按法。

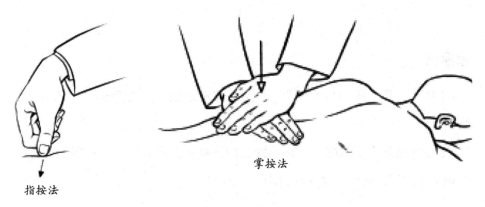

掌按法

指按法

图3-28　按法

指摩法

【作　　用】宽胸理气，消积导滞。本法较轻柔，适用于首次接受推拿或怕痛人士。作用部位可应用在头痛、颈肩痛等。

【动作技巧】运用示指、中指、环指指面紧贴目标治疗部位，连同上肢作缓慢和协调地环形按摩。顺时针及逆时针均可（图3-29）。

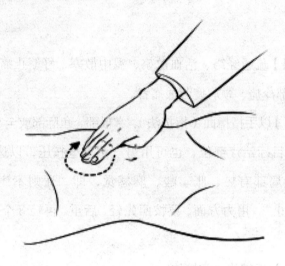

图3-29　指摩法

掌摩法

【作　　用】同"指摩法"。本法治疗范围较广，作用部位可在肩背、胸腹处。

【动作技巧】手掌附着目标治疗部位，手指自然放松，前臂缓和及有节律地环形按摩。顺时针及逆时针均可（图3-30）。

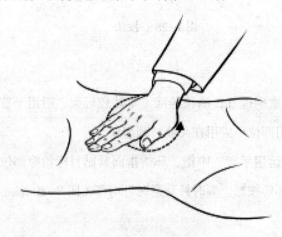

图3-30　掌摩法

拍法

【作　　用】舒筋通络，疏通理气。

【动作技巧】拍法是推拿手法中的辅助手法，常在治疗结束后使用。五指自然并拢，掌指关节微屈，用虚掌拍击体表目标的治疗部位（图3-31）。

　　要求手臂放松，运用腕力虚掌拍击。拍击时需要平稳而伴节奏感，不可时快时慢，拍击次数则以局部皮肤微红为适度。

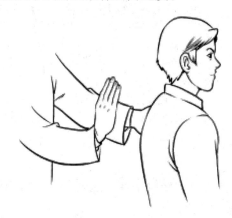

图3-31　拍法

摇法

　　摇法是常用手法之一，适用于各大关节。

摇颈法

【作　　用】舒筋活络，行气活血，松解粘连，散寒止痛，解除肌肉痉挛，通利关节。可用落枕，颈肩痹痛，神经根型颈椎病等。

【动作技巧】患者取坐位，颈肩放松。医师站在患者身后侧方，以一手托住患者下颌，一手扶其枕后，缓缓用力向上端提，持续1～2分钟，反复3～5次，在做端提时将头缓缓向左右旋转2～3次，待颈项放松后，再使头项部尽量向患侧旋转至最大可能，停顿片刻后使其恢复正中位，重复3～5次（图3-32）。其间做健侧摇颈1～2次，使颈部旋转至正常幅度。旋转颈部过程中要注意观察者的表情，及时询问患者疼痛情况，手法以患者能忍受为度。

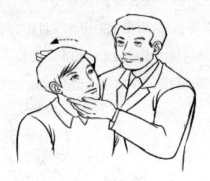

图3-32　摇颈法

握手摇肩法

【作　　用】舒筋活血、松解粘连、通利关节。可用颈肩痹痛、神经根型颈椎病、肩周炎等。

【动作技巧】患者取坐位，患者颈肩放松。施术者站于其侧方，以一手扶住肩关节，拇指放在肩前，其余四指放在肩后，另一手与患者患侧手相握，从小幅度至大缓慢地摇动，顺时针及逆时针方向各10次（图3-33）。摇动的范围不可超过肩关节生理范围。

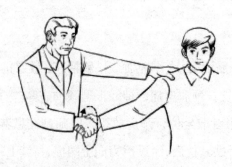

图3-33　握手摇肩法

拇指点法

【作　　用】舒筋通络，解痉止痛。

【动作技巧】手握空拳，拇指自然伸直，以示指中节部紧贴拇指扶助，用拇指指端点压目标的治疗部位（图3-34）。力度由轻至重，可在加重力度时询问患者力度是否合适。注意术者指甲不可过长、过尖。

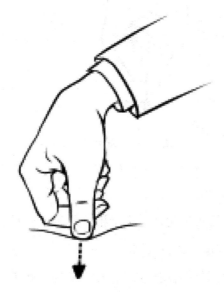

图3-34　拇指点法

屈示指点法

【作　　用】本法接触面较小，刺激性较强。可作用于颈肩穴位，如风池、肩井等穴。

【动作技巧】以示指屈曲，利用示指关节突出部分着力于目标治疗部位，逐渐用力压到一定程度（图3-35）。要求示指用力垂直向下，用力从轻至重，以患者能接受为适度。

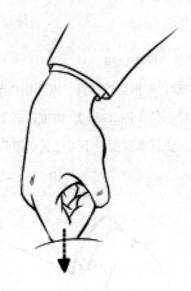

图3-35　屈示指点法

拇指揉法

【作　　用】本法较轻柔，适用于怕痛患者。而且本法方便、灵活，能广泛应用于躯干部穴位、四肢穴位。

【动作技巧】以拇指指面按于目标治疗部位，腕关节放松，作小幅度旋转揉动（图3-36）。揉动频率每分钟约120次。

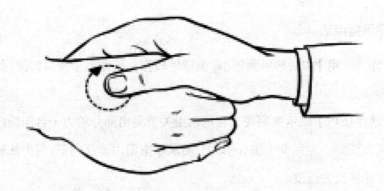

图3-36　拇指揉法

鱼际揉法

【作　　用】本法治疗范围较拇指揉法大，除了作用于穴位上，亦可作用于肌肉上。例如颈肩斜方肌、头部太阳穴等。

【动作技巧】以鱼际肌着力于目标治疗部位，注意腕部放松，作轻柔的旋转揉动（图3-37）。

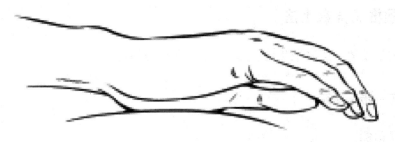

图3-37　鱼际揉法

掌根揉法

【作　　用】本揉法与鱼际揉法相类似，作用亦相同。

【动作技巧】以掌根着力于目标治疗部位，以上肢小幅度环旋活动带动掌根。要求力度轻柔，揉动时带动患者皮下组织（图3-38）。

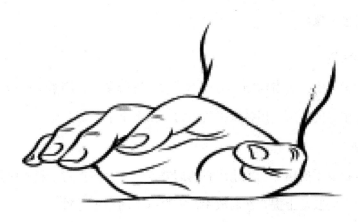

图3-38　掌根揉法

肘揉法

【作　　用】本法刺激性较强，适合壮健或肥胖患者，或四肢肌肉丰厚部位。可作用于颈肩、腰背处。

【动作技巧】以肘关节着力于目标治疗部位，上臂带动肘关节作环旋活动。

颈椎病推拿手法

准备姿势：患者取坐位，施术者站在患者背后。

第一步：揉颈

揉颈侧

施术者以右手拇指揉法替患者左颈放松，自乳突部开始，沿胸锁乳突肌向下揉至颈根部为止。左手同样地替右颈放松，左右各重复4遍。

揉颈肩

施术者双手放置于患者肩部肩井穴，以鱼际揉法或掌根揉法为患者放松（体形胖大患者可用肘揉法），持续操作1分钟。

第二步：拿颈

拿颈两侧

施术者一手扶患者前额，另一手于颈部进行拿法，施术者拇指与其余四指分别置于颈的两侧，用各指指腹用力，由上至下反复4遍。

拿肩井

施术者双手拇指分别置于患者两肩井穴，其余四指置于斜方肌前缘，前后相对用力内收及上提，然后放手，重复以上动作1分钟。

第三步：点穴

用拇指点法或屈示指点法替患者穴位点按，包括风池、风府、天柱、颈百劳、大杼穴。偏头痛者加太阳、头维穴；手指麻痹者加曲池、合谷穴；头晕者加率谷、完骨穴；胸闷欲吐者加内关穴。

第四步：摇颈肩

摇颈

以一手扶患者下颌，另一手放在头后，幅度从小至大缓慢地摇动，顺时针及逆时针方向各 10 次。摇动的范围不可超过颈椎生理范围。施术者可交替手使用。患者如感头晕立即停止。

摇肩

患者如有上肢麻痹，应用摇肩法。患者取坐位，患者颈肩放松。施术者站于其侧方，用一手扶住肩关节，拇指放在肩前，其余四指放在肩后，另一手与患者患侧手相握，幅度从小至大缓慢地摇动，顺时针及逆时针方向各 10 次。摇动的范围不可超过肩关节生理范围。

第五步：推法

用掌平推法或拳平推法作用于脊骨两旁足太阳膀胱经上，大杼穴起至膈俞穴，从上至下、左右反复各推 10 次。若患者背部有痤疮或湿疹，可忽略此手法。

第六步：拍法

最后以拍法来结束，轻掌拍患者颈背数下。结束前询问患者颈痛情况，例如：好转、转差、无改善或其他不适等，能有效掌握患者病情变化。

禁忌证

不是所有的颈痛患者都适合推拿治疗，意识到推拿禁忌证可避免意外发生。

· 曾做过脊椎手术。

· 患有严重的骨质疏松。

· 孕妇。

· 烧伤、烫伤。

· 皮肤患有严重湿疹。

· 患有传染病。

· 患有骨肿瘤、骨结核等骨质破坏性疾病。

注意事项

· 患者过饥、过饱不宜接受推拿。

· 手指指甲不宜过长或尖，避免推拿过程中损伤皮肤。

· 推拿过程选用合适介质，如凡士林、护肤油等，可减少皮肤摩擦，减轻患者痛楚。

· 推拿力度应由轻至重，定时询问患者力度是否适中。如果患者不能语言或患有语言障碍时，可通过观察患者面部表情来调整推拿力度。

· 推拿力度应考虑患者的年龄、体质等因素，如高大肥胖者，力度可较大；矮小瘦弱者，力度宜轻柔。

· 为长期卧床病患者、老年人、骨质疏松者推拿时尤加小心，力度需轻柔。

· 点穴位时，如出现酸、麻、胀、重感，中医谓之"得气"，疗效更佳。

· 如患者推拿过程中，出现头晕、面色苍白、出汗、四肢冰冷、心慌心悸，属"晕推"现象，应立刻终止推拿。原因多见于初次接受治疗的患者，或精神紧张、体质虚弱、过度劳累、饥饿、大汗、大泻、大失血之后，或体位不适，以及施术手法过重，皆可以出现"晕推"现象。

处理方法

·让患者平卧，头部放低，注意保暖。

·轻者静卧片刻，给予热茶或温开水或糖水饮下，一般可渐渐恢复。

·重者在进行上述处理后，可选取水沟、素髎、内关、合谷、太冲、涌泉、足三里等指压穴位。

·若仍不省人事，呼吸细微，可考虑配合其他治疗或采用急救措施。

颈椎病自我点穴疗法

自我点穴疗法简单易行，用于治疗颈椎病，能缓解颈项肩背部酸沉疼痛不适，是颈椎病患者自我调治的一种有效方法。

点按风池穴

【穴位定位】胸锁乳突肌和斜方肌停止部的凹陷中。

【操作方法】举起双手，拇指放于同侧风池穴，作拇指点法、揉法，可持续 1 ~ 2 分钟。

【作　　用】适用于外感初起颈后酸痛或颈部疲劳者。除了医治颈痛外，本穴亦治头痛、头晕、耳鸣、中风、癫痫等。

点按中渚穴

【穴位定位】掌心向下，手背第 4~5 掌骨间，掌指关节后方凹陷处。

【操作方法】用拇指点按中渚穴，同时缓慢地左右旋转颈部，作点按法

1～2分钟，可两手交替使用。

【作　　用】适用于落枕、颈部软组织急性扭伤人士。

点按肩井穴

【穴位定位】

定位1：大椎与肩峰端连线的中点。

定位2：乳头正上方与肩线交界处。

【操作方法】举起左手，中指先放在右肩肩井穴上，再用三指揉法揉按1～2分钟。

【作　　用】舒缓颈肩痛楚，亦适用于长期低头工作。本穴亦治乳腺炎、乳汁不下、上肢不遂等。

点按太阳穴

【穴位定位】眉梢与目外眦之间向后约1寸凹陷中。

【操作方法】举起左手，中指先放在右肩肩井穴上，再用三指揉法揉按1～2分钟。

【作　　用】舒缓颈痛、颈源性头痛等。

颈椎病拔罐疗法

拔罐疗法是选用不同大小的玻璃罐、竹罐，通过燃烧或抽气方法，使罐内形成负压，吸拔在皮肤体表的一种治疗方法。

准备物品：99%酒精、干棉球、打火机、长柄止血钳、拔罐。

操作方法

拔罐

闪火法：用镊子或止血钳夹住燃烧的酒精棉球，在火罐内壁中段绕一圈后，迅速退出，然后将罐罩在施术部位。此法比较安全，不受体位限制，也是临床应用最多的一种方法。

投火法：将小纸条或棉签蘸酒精点燃后，投入罐内，不等纸条或棉签烧完，迅速将罐罩在应拔的部位上。纸条或棉签燃烧的一端向下，可避免烫伤皮肤。

贴棉法：用 $1cm^2$ 的棉花一块，不要过厚，略浸酒精，贴在罐内壁上中段，以火柴点着，罩于选定的部位上，即可吸住。

架火法：用一不易燃烧及传热的块状物（直径 $2 \sim 3\ cm$）放在应拔的部位，上置小块酒精棉球，点燃后将火罐扣上，可产生较强吸力。

抽气法：将抽气罐紧扣在需要拔罐的部位上，用注射器从橡皮塞里抽出瓶内空气，使之产生负压，即能吸住。本法容易掌握，负压的大小能够调整，基本不受施术部位的限制。

留罐

闪罐、走罐、刮罐的治疗时间，以局部或罐下皮肤出现潮红或红豆点的丹痧、痧斑、瘀斑等为度；而其他罐法，则因方法不同的要求，可局部潮红、紫斑、肿胀，甚至局部灼热疼痛、抽拉感等，针罐的感觉、出血等都是留罐时间的决定因素。一般留罐 10 ~ 20 分钟。

使用大罐则留罐时间稍短，使用小罐则时间稍长；年轻力壮者留罐时间可长些，年老体弱或儿童可时间短些；新病、轻症、麻痹者等留罐时间短，旧病（慢性病）、重病、疼痛者等留罐时间长；头、面、颈、肩、上肢留罐时间短，腰背、臀部、腹部、下肢留罐时间长。这些都是灵活的，应结合患者的耐受程度和病情而定。

起罐

当某个穴位、部位拔罐治疗完毕后起罐时，医者应双手配合，一手握罐将其稍倾斜，另一手拇指靠近罐口缘处挤压皮肤，使气体流入罐内，自然松落，不可生拉硬拔，以免损伤皮肤，产生疼痛。

贮水或药液拔罐时，需注意防止液体漏出，特别是应拔部位为水平面（如患者俯卧位，在其背部拔罐）时，应先将拔罐部位调整为侧位再起罐，也可在罐的一侧涂少量温水（如腰部拔罐时，在腰的左侧或右侧涂水），然后将罐移向涂水的一侧，使罐口从朝下的方向转为朝上再起罐。

起罐后，局部皮肤常出现水蒸气，可用棉球擦干；皮肤下出现紫红斑点属正常反应，无须特别处理。

若局部绷紧不适，轻轻按揉，使其放松；皮肤干皱或裂纹，涂少许植物油或刮痧油即可。

针刺与拔罐法配合应用时，起罐后若针孔出血，宜用消毒干棉球拭净，或用消毒敷料覆盖伤口；应用走罐法起罐后，应擦净润滑剂。

治疗全部结束后，患者休息 5 ~ 10 分钟，避风寒，以确保疗效。

颈椎病拔罐疗法的注意事项

· 拔罐前要选好适当体位，拔罐过程中不能移动体位，以免打碎玻璃罐。

· 起罐时，以手指按压罐旁皮肤，待空气进入罐中，即可取出，切勿用力拔起。

· 完成后吹熄燃烧中的棉球，但不要立即丢弃在垃圾桶，直至棉球完全熄灭。

· 若发现拔罐出现裂纹，应立即弃置。

颈椎病艾灸疗法

艾灸疗法是将艾绒放置于腧穴的体表部位上燃烧，借助热力和药性的渗透作用于经络、脏腑，以达到防治疾病的一种疗法。艾灸具有温通颈项经络、活血止痛的作用。

常用灸法

常用灸法有温针灸、艾条灸、艾炷灸。

温针灸：即将毫针刺入穴位，保留一定深度，得气后作适当补泻手法，留针，取 2cm 左右长艾条一段，套在针柄上端，艾条距皮肤约 3cm 高，点燃艾条下端灸之，待艾条燃尽，除去残灰，稍停片刻将针取出。此法适用于既需要留针，又需要施灸的疾病。

艾条灸：艾条灸分温和灸、雀啄灸、回旋灸 3 种方法。

艾炷灸：用艾绒制成高度同其底面的直径大致相等的圆锥形小体，称为艾炷，分为大、中、小 3 种艾炷。大艾炷高 1cm，炷底直径 1cm，可燃烧 3 ~ 5 分钟。中艾炷为大艾炷的一半，如枣核大。小艾炷如麦粒样。临床以大艾炷较常用，直接或间接置于穴位施灸的方法，称为艾炷灸法，可又分直接灸和间接灸两类。

优点

价格低廉，取用方便；气味芳香，热力易于透达肌肤，起到温阳散寒作用；质地易燃，热力温和而不起火焰。市面上有制成的艾条。除单纯艾绒外，还有加药艾条，是在艾绒中加入一些辛温、芳香中药。

取穴

天柱、大椎、风池、大杼、肩井等穴。

方法

燃烧艾条，先靠近穴位上，患者感到温热后，把艾条提高，距离以患者不感到灼热但感到温暖为合适。连续熏灸 5 ~ 10 分钟，以穴位局部皮肤发红为度，每天灸 1 次，10 天为 1 个疗程。

注意事项

· 注意勿让燃烧的艾绒及残灰掉落在患者皮肤及衣服上，以免发生烫伤或引起火灾。

· 局部皮肤溃烂、严重湿疹者不宜施灸。

颈椎病刮痧疗法

刮痧疗法是以中医皮部理论为基础，用器具（如刮痧板、牛骨、玉石、边缘光滑的汤匙、硬币）等在皮肤相关部位反复刮动，摩擦人体一定部位或某个患处，通过使局部皮肤发红、充血、起痧，以达到疏通经络、活血化瘀之目的。所谓"痧"，是指皮肤出现红点、循皮肤出现有阻碍的疹点，古代称"痧气""痧胀"等。痧的深浅、疏密、聚散往往反映疾病之程度。刮痧可以扩张毛细血管，促进血液回流，增加汗腺分泌。经常刮痧，可起到消除颈肩疲劳、调整经气及提高免疫功能的作用。刮痧时会用上介质，通常会用跌打药油或凡士林等，以减少器具与皮肤的摩擦，减轻疼痛，舒缓肌肉紧张。

准备物品

刮痧器具、介质。

刮痧部位

· 颈肩两侧斜方肌，由内向外刮痧。

· 脊椎两旁足太阳膀胱经，由上至下刮痧。

方法

患者可取坐位或俯卧位，颈肩部位先搽上介质，再用刮痧器具在颈肩部位刮动，直至皮肤发红、起痧点为止。1 周可做 1 次，10 次为 1 个疗程。

注意事项

· 局部皮肤有溃疡或损伤者不宜使用。

· 急性传染病、孕妇及有出血倾向者禁用。

· 一般痧点会在 1 周内退却消失。

颈椎病的饮食调养

中医食疗在我国源远流长，早在先秦《黄帝内经》中就提道："毒药攻邪，五谷为养，五果为助，五畜为益，五菜为充，气味合而服之，以补血益气。"它说明了用药的同时辅以食疗的重要性，又说明了各类食物都要摄取。这一看法与现代均衡饮食的角度是一致的。东汉出现第一本药物专著《神农本草经》，书中除了记载药物的性味功效，同时亦记载了一些日常接触的食物，如鸡、葡萄、藕等。

颈椎病饮食调养的原则

颈椎病多发于中老年人，是随着年龄的增长，肾气渐衰而发生的病症，不是一朝一夕的治疗就能完全治好的，缓解病症要有一个过程，要根据老年人的特殊情况，制定长期、适宜的药膳、食疗食谱。

1.老年颈椎病患者，平时要在食疗中配用清淡而富含蛋白质、维生素和微量元素的食物，特别要重视协调补充对钙吸收有特殊作用的维生素 D 及微量元素锌、碘、磷，以促进人体骨组织的正常新陈代谢。

2.老年人在饮食调理中，要注意维护脾胃功能，进餐要有规律，切实做到定时适量；尽量避免辛辣、生冷、坚硬、肥腻之物，减少伤及脾胃。

3.老年颈椎病患者临床上女性多于男性，常合并有更年期综合征，在食疗中应全面考虑，兼顾妇女养护的特点，配制合理的药膳菜肴。

4.颈椎病饮食疗法应立足于本，补肾益肝，兼顾理气养血，祛风抗邪。

颈椎病的汤羹调养方

汤羹保健是中国饮食文化与中医药文化相结合的产物。厨师调五味，医生亦调五味，两者既有共性又有不同之处，对食疗的把握即是将两者巧妙地结合在一起。从历史源流、方药构成、制作过程、科学分析各个方面来看，汤羹保健都是饮食与医药的精华所在。但需要说明的是作为颈椎病患者的保健汤羹，首先应满足食物应该具有的色、香、味、形、触等基本要求；而从作为药的一方面来说，则应尽量发挥食物本身的功效，并进行合理搭配，辨证用膳。若需要加入药物，药物的性味也要求尽量甘、淡、平和、无异味，不能因用药就丢了膳。

甘姜苓术汤

【用料】炙甘草 10g，干姜 10g，茯苓 20g，白术 10g。

【制法】材料用水洗净，然后煲中加 4 碗水，用武火煲滚后转文火煎煮成 1 碗即可。

【功效】此汤古代又称为"肾着汤"。其中白术配茯苓有健脾去湿；干姜配炙甘草，辛甘化阳以温化寒湿。适用于感受风寒湿邪引起的颈腰背不适，如酸、胀、重、坠、痛感。

【用法】每日 1 剂，症状减轻后可停服。

三七瘦肉汤

【用料】三七 12g，生地黄 30g，大枣 4 个，瘦猪肉 300g。

【制法】将三七打碎，与生地黄、大枣、瘦猪肉入砂锅，加适量水，大火煮沸后改小火煮 1 小时至瘦肉熟烂，调盐适量。

【功效】活血化瘀，镇痛。主治气滞血瘀型急性颈椎病。

【用法】饮汤吃肉，隔日 1 剂。

姜葱羊肉汤

【用料】羊肉 100g，大葱 30g，生姜一块适量，大枣 5 枚，陈醋 30g。

【制法】生姜、大枣、羊肉入砂锅，加适量水，大火煮沸后改小火煮 1 小时至羊肉熟烂，调盐适量。

【功效】益气散寒，通络。主治寒湿型颈椎病。

【用法】饮汤吃肉，隔日 1 剂。

葛根猪骨汤

【用料】葛根 250g，猪骨 250g，陈皮 10g。

【制法】葛根洗净切片，放置煲罐加 1500ml 水，加适量食盐，慢火同煮至 300ml。

【功效】适用于颈项强痛、肩臂酸麻颈椎病。葛根能改善局部微循环系统，可舒缓颈肌痉挛。配伍猪骨，可增加钙质摄取。配伍陈皮，具有理气活血作用。

【用法】每日 1 剂，症状减缓为止。

杜仲甲鱼汤

【用料】杜仲 30g，甲鱼 1 只，植物油、精盐、味精各适量。

【制法】将甲鱼宰杀，去内脏及表皮，与杜仲同入锅中，以小火炖至甲鱼熟烂，调入植物油、精盐，再炖 1 沸，加入味精即成。

【功效】具有补肝益肾、滋阴养血的功效，适用于肝肾不足型颈椎病。

【用法】吃甲鱼饮汤。

细辛川乌汤

【用料】炙细辛 1g，制川乌 3g，鸡肉 100g，珍珠米 50g，姜末、葱末、料酒、精盐、味精各适量。

【制法】将细辛、川乌洗净，鸡肉洗净切成米粒大小的丁，珍珠米磨粉。将川乌、细辛入锅，加清水适量煎煮 1 小时，去渣留汁入鸡丁，烧沸后加姜末、葱末、料酒、精盐、味精，煮沸后撒入珍珠米粉，勾芡即成。

【功效】具有散寒止痛、祛风化湿、养血健脾的功效。适用于太阳经督脉型、痹证型颈椎病。

【用法】佐餐食用。

猪脊骨葛根汤

【用料】葛根 30g，猪脊骨 500g。

【制法】葛根去皮切片，猪脊骨切段，共放入锅内加清水适量煲汤。

【功效】益气养阴，舒筋活络。适用于神经根型颈椎病。症状为颈项疼痛，活动不利，伴头痛、眩晕、耳鸣、视物模糊、腰腿疼痛等，舌质淡红少苔，脉细。

【用法】饮汤食肉，常用有效。

伸筋草鲳鱼汤

【用料】当归 6g，伸筋草 15g，板栗适量，鲳鱼 1 条。

【制法】将当归、伸筋草、板栗，与鲳鱼 1 条共煮汤。

【功效】主治颈椎病。适用于颈椎病引起四肢麻木、足软无力者。

【用法】佐餐当汤服食。

赤豆薏米汤

【用料】赤小豆、薏苡仁各50g，山药15g，梨100g。

【制法】梨去皮去芯，其他材料用水洗净，加水500ml，用武火煲滚后转文火煎煮成200ml即可。

【功效】化痰除湿。适用于痰阻络的颈椎病。

【用法】代茶饮用。

羊骨虾皮汤

【用料】羊胫骨500g，虾皮20g，精盐、黄酒、葱段、生姜、醋各适量。

【制法】将羊胫骨洗净敲碎，与虾皮一同放入砂锅中，加水、黄酒、葱段、生姜、醋各适量，用旺火煮沸后转用小火炖煮2小时左右，加精盐调味，分次食用。佐餐当菜，随量食用。

【功效】具有补肾健脾、强筋壮骨的功效。适用于痹证型兼有肾阳虚衰的颈椎病。

【用法】佐餐当汤服食。

芪芍羊肉汤

【用料】黄芪30g，白芍20g，羊肉250g，苍术、羌活、刺五加各15g，当归、川芎各6g，白术、大枣、生姜各10g，蜜糖100g。

【制法】把羊肉切片，用当归、生姜、白糖适量，花生油炙。将其他药切碎，用米酒1500ml煎至1000ml，去药渣，加入锅中小火煮10分钟，加蜜糖混合，用瓶装密封备用。

【功效】具有补气养血、祛风散寒的功效。适用于气血两虚型、痹证型颈椎病。

【用法】佐餐随量食用。

羊肉五子汤

【用料】羊肉250g,枸杞子、桑葚子、女贞子、菟丝子、莲子各10g,精盐、味精、料酒各适量。

【制法】将以上原料洗净,女贞子、菟丝子用纱布包,羊肉切片,入锅煸炒后放入砂锅内,枸杞子、桑葚子、莲子与女贞子、菟丝子药袋同入锅内,加水适量,先用大火煮沸后,改用小火煮40分钟,将菟丝子、女贞子纱布包取出,加其他配料即可。

【功效】具有补益肝肾的功效。适用于肝肾亏虚型颈椎病引起的筋肉痿软,腰膝酸软,筋脉拘挛等。

【用法】佐餐吃肉饮汤。

五子羊肉汤

【用料】羊肉250g,枸杞子、菟丝子、女贞子、五味子、桑葚子、当归、生姜各10g,肉桂5g。

【制法】原料洗净,菟丝子、女贞子、五味子纱布包,羊肉切成片,用当归、生姜、米酒、花生油各适量,炒炙羊肉后,放入砂锅内,放入余料,加水、盐适量,武火煮沸后,文火煎半小时,取出菟丝子、女贞子、五味子纱布包,加入蜂蜜适量即成。

【功效】补肝肾、益气血。适用于肝肾亏虚型颈椎病,伴有肌肉萎缩、腰膝酸软等症。

【用法】早、晚随量饮用。

壮骨汤

【用料】猪骨200g，杜仲、枸杞子各12g，桂圆肉15g，川牛膝10g，山药30g。

【制法】将原料洗净，猪骨斩碎，加水适量，武火煲滚，文火煮40分钟，加盐适量，取汤服用。

【功效】补肝肾，强筋骨。

【用法】早、晚随量饮用。

颈椎壮骨汤

【用料】猪骨(最好是猪尾骨)200～300g，杜仲、枸杞子各12g，桂圆肉15g，牛膝10g，淮山药30g。

【制法】将原料洗净，猪骨斩碎，共入锅内，加水适量，武火煮沸，文火煎40～60分钟，加适量花生油、盐、葱、姜等配料，取汤服用。

【功效】补肝肾，强筋骨。适用于肝肾不足型颈椎病。

【用法】早、晚随量饮用。

尾骨杜仲汤

【用料】猪脊尾骨250g，川杜仲10g，枸杞子10g，牛膝10g，淮山药30g，植物油、精盐、味精各适量。

【制法】将猪骨切碎与上药洗净放锅内，加水适量，大火煮沸，改用小火煨煮60分钟，加植物油、精盐，汤稠后调入味精即成。

【功效】具有补益肝肾的功效。适用于肝肾不足型颈椎病。

【用法】佐餐当汤饮用。

枸杞子猪骨汤

【用料】枸杞子 50g，猪骨 300g，植物油、精盐、味精各适量。

【制法】将猪骨切碎，与枸杞子同入锅中，加水适量，大火煮沸，再改以小火煨煮 60 分钟，加植物油、精盐，汤稠后调入味精即成。

【功效】具有补肾益精、强筋健骨的功效。适用于气血虚弱、肝肾不足型颈椎病。

【用法】佐餐当汤饮用。

配制药膳汤需要注意的事项

药膳汤虽为滋补强壮、延年益寿的食疗佳品，然而配制方法是否科学，直接关系到食用口感、味道及其药效的高低。因此药膳汤的配制，应根据不同药物的性能与特点采用不同的配制方法，归纳起来，有以下几种形式。

1. 药膳汤的配方需遵循两个原则：一是中医方剂组成的主次辅佐关系，二是膳食的调配原则。前者在组成药膳汤配方时，对所使用的原料应有主次辅佐关系。后者主要是指要使药膳汤既有中药的特点又要符合膳食的要求，有色、香、味、形、质等方面的美感。二者必须互相协调，有利于增强药膳汤的食疗效果。

2. 药膳汤配方要分清主次关系，除与配方中各种原料的作用有关外，也和各种原料的用量密切相关。一般来说，居于主要地位的原料用量应大于其他原料，而一般性食物原料如粳米、面粉和某些蔬菜、肉类，由膳食种类如汤饭、糕点、菜肴所决定，它们虽占有较大的分量，但一般并不居于主要地位。

颈椎病的药粥调养方

药粥疗法是指将中药和米谷同煮为粥，用来防治疾病的方法。 粥，俗称稀饭。药粥，即用适当中药加适量的米煎煮为粥，称为药粥。药粥疗法，是在中医理论的指导下，选择适当的中药，和米谷配伍，再加入一定的调味配料，同煮为粥。药粥是以药疗疾，以粥扶正的一种预防和治疗疾病的食疗方法。随着社会的发展和医学的进步，历代医学家创制了不少宝贵的药膳食治方剂，其中就有药粥，它既能滋补强身，又能防治疾病，因而受到了医家和广大群众的普遍欢迎。以下药粥方可供颈椎病患者对症选用。

葛根五加粥

【用料】葛根、薏米仁、粳米各 50g，刺五加 15g。

【制法】将原料洗净，葛根切碎，刺五加先煎取汁，与余料同放入锅中，加水适量。武火煮沸，文火熬成粥。可加冰糖适量。

【功效】祛风、除湿、止痛。主治风寒湿痹阻型颈椎病，颈项强痛。

【用法】每日 2 次，温热食用。

楂参桃仁粥

【用料】山楂 30g，丹参 15g，桃仁 (去皮)6g，粳米 50g。

【制法】将原料洗净，丹参先煎，去渣取汁，再放山楂、桃仁及粳米，加水适量，武火煮沸，文火熬成粥。

【功效】活血化瘀，通络止痛。主治气滞血瘀型颈椎病。

【用法】每日 2 次，温热食用。

芎归蚕蛹粥

【用料】川芎 10g，当归、蚕蛹各 15g，粳米 50g。

【制法】原料洗净，加水适量，先煎川芎、当归，去渣取汁，再加蚕蛹、粳米，武火熬成粥。功用养血活血。

【功效】适用于气滞血瘀型颈椎病，体质虚弱者。

【用法】每日 2 次，温热食用。

生姜粳米粥

【用料】粳米 50g，生姜 5 片，连须葱数根，米醋适量。

【制法】生姜捣烂与米同煮，粥将熟加葱、醋。食后覆被取汗。

【功效】祛风散寒。主治颈椎病感受风寒感冒、症状加重者。

【用法】每日 2 次，温热食用。

生姜

　　生姜是一味极为重要的调味品，同时也可作为蔬菜单独食用，而且还是一味重要的中药材。它可将自身的辛辣味和特殊芳香渗入食物中，使之鲜美可口，味道清香。生姜药用老姜最佳，具有祛散寒邪的作用。颈椎病患者着凉、感冒时不妨熬些姜汤，能起到很好的预防、治疗作用，如果和肉桂混合饮用，效果更佳。生姜还能促进血液循环，所以主张颈椎病患者在平时或感受风寒时食用生姜粳米粥。

川乌香米粥

【用料】生川乌 12g，香米 50g。

【制法】慢火熬熟，下姜汁 1 茶匙，蜂蜜 3 大匙，搅匀，空腹啜服。

【功效】散寒通痹。主治经络痹阻型颈椎病。

【用法】每日 2 次，温热食用。

川乌当归粥

【用料】将川乌 10g，当归 20g，生姜 10g，粳米 100g，蜂蜜适量。

【制法】将川乌、当归、生姜煎 1 小时，取汁与粳米煮粥，临熟时再调入蜂蜜，每日分 2 次服。

【功效】散寒通痹。主治经络痹阻型颈椎病。

【用法】每日 2 次，温热食用。

杭芍桃仁粥

【用料】杭白芍 20g，桃仁 15g，粳米 60g。

【制法】先将白芍水煎取液 500ml，再把桃仁洗净捣烂如泥，加水研汁去渣，二汁液同粳米煮熟。

【功效】活血、养血、通络。主治气滞血淤型颈椎病。

【用法】每日 2 次，温热食用。

梨花枇杷粥

【用料】梨 100g，粳米 50g，花生 50g，枇杷叶 10g，冰糖适量。

【制法】梨去皮去芯，与其他材料用水洗净，加水 500ml，用武火煲滚后，文火煮成粥，加适量冰糖。

【功效】化痰除湿，适用于阻络的颈椎病。

【用法】佐餐食用。

葛根小豆粥

【用料】葛根 15g，赤小豆 20g，粳米 30g。

【制法】葛根水煎去渣取汁，赤小豆、粳米共煮粥服食。

【功效】主治颈椎病，适用于颈项僵硬者。

【用法】每日 2 次，温热食用。

枸杞牛肉粥

【用料】牛肉丁 50g，糯米 100g，枸杞子 20g。

【制法】牛肉丁、糯米共煮粥，待粥将煮好时放入枸杞子，再共煮成粥，加调味后服食。

【功效】主治颈椎病，适用于颈项不利、下肢痿软者。

【用法】每日 2 次，温热食用。

糯米

糯米又叫江米，是大米的一种，常被用来包粽子或熬粥，是家庭经常食用的粮食之一。因其香黏滑，常被用来做成风味小吃，深受大众喜爱。很多地方逢年过节都有吃年糕的习俗。而且，正月十五的元宵也是用糯米粉制成的。中医认为糯米味甘，性温，能够补养人体正气，食后会周身发热，起到御寒、滋补的作用，最适合在冬天食用。糯米的主要功能是温补脾胃，所以一些脾胃气虚、常常腹泻的人吃了能起到很好的食疗效果。糯米能够缓解妊娠后腰腹坠胀、劳动损伤后气短乏力等症状。糯米有收涩作用，对尿频、盗汗有较好的食疗作用。糯米制成的酒，可用于滋补健身和治病。可用糯米、杜仲、黄芪、枸杞子、当归等酿成"杜仲糯米酒"，饮之有壮气提神、美容益寿、舒筋活血的功效。还有一种"天麻糯米酒"，是用天麻、党参等配糯米制成，有补脑益智、护发明目、活血行气、延年益寿的作用。糯米不但配药物酿酒，而且可以和果品同酿。如"刺梨糯米酒"，常饮能防心血管疾病，抗癌。

芝麻枸杞粥

【用料】黑芝麻30g，枸杞子50g，羊肾1对，大米200g。

【制法】取黑芝麻、枸杞子、羊肾（洗净去筋膜切碎）、大米，加水适量，以小火炖烂成粥。

【功效】滋阴补肾，适用于偏肾阴虚的颈椎病。

【用法】每日2次，温热食用。

鸽子韭菜粥

【用料】鸽子1只，韭菜100g，大米100g，黄酒20ml，精盐2g，味精3g，姜丝3g，葱末10g。

【制法】

1. 将鸽子活杀，去毛，去内脏，洗净，斩成大块；大米淘洗干净；韭菜洗净，切段备用。

2. 锅内加水适量，放入鸽子块、大米、黄酒、精盐、姜丝、葱末共煮粥，八成熟时加入韭菜段，再煮至粥熟，调入味精即成。

【功效】补益肝肾、益精养血。可用于治疗肾阳虚衰型颈椎病。

【用法】每日1剂，分早、晚2次服食。连用数日。

韭菜

古代不少著名诗人的诗中都提到过韭菜，如唐代诗人杜甫的"夜雨剪春韭，新炊间黄粱"，宋代诗人苏轼的"渐觉东风料峭寒，青蒿黄韭试春盘"，可见，韭菜自古以来就受到我国人民的喜爱和重视。但鲜为人知的是韭菜还是一味传统的中药，自古以来就被广为应用。现代医学研究证明，韭菜具有促进食欲、杀菌和降低血脂的作用，特别适于高血脂、冠心病患者食用。韭菜含有较多的粗纤维，能促进胃肠蠕动，可有效预防习惯性便秘和肠癌，这些纤维还可以把消化道中的异物包裹起来，随大便排出体外，故有"洗肠草"之称。韭菜为辛温补阳之品，能温补肝肾。因此在民间有"起阳草"之称，可与现今的"伟哥"媲美。韭菜还具有其他药用价值。《本草拾遗》中写道："韭菜温中下气，补虚，调和脏腑，令人能食，益阳。""韭菜补肝及命门，治小便频数、遗尿。"等。如果有儿童误吞小型金属物件，急救可试用韭菜500g，裹成团状（大小以能吞下为宜），用开水烫熟食下（小孩如食不下，可用油盐炒熟食，食后再服适量植物油以滑润肠道），起辅助治疗作用。这是因为韭菜食入后，金属易于被韭菜包住同大便排出。

牛奶粳米粥

【用料】牛奶500g，粳米100g。

【制法】粳米淘洗干净，放入锅内倒入清水，大火煮沸后，改用文火煮至六成熟，加入牛奶，继续煮至成粥。

【功效】润肺通肠，补虚养血。主治体弱无力，食欲不佳，午后潮热，失眠多梦等症。

【用法】早、晚服食。

木瓜陈皮粥

【用料】木瓜、陈皮、丝瓜络、川贝母各10g，粳米50g。

【制法】原料洗净。木瓜、陈皮、丝瓜络先煎，去渣取汁，加入川贝母（切碎），加冰糖适量即成。

【功效】化痰、除湿、通络。适用于痰湿阻络型颈椎病。

【用法】早晚服食。

粳米

　　粳米俗称大米，是由稻子的籽实脱壳而成的。粳米是我国居民的主食之一。无论是家庭用餐还是去餐馆，米饭都是必不可少的。粳米其味甘淡，其性平和，每日食用，百吃不厌，是天下第一补人之物，南方人更是以此为主食，日日食用。粳米含有大量糖类，是热量的主要来源。其中蛋白质虽然只占7%，但因用量很大，所以仍然是蛋白质的重要来源。粳米所含的必需氨基酸比较全面，还含有脂肪、钙、磷、铁及B族维生素等多种营养成分。粳米熬成粥具有补脾、和胃、清肺、益气、养阴、润燥的功能。粳米性味甘平，有益于婴儿的发育和健康，能刺激胃液的分泌，有助于消化，对脂肪的吸收也有促进作用，还能促使奶粉中的酪蛋白形成疏松而又柔软的小凝块，使之容易消化吸收，因此将米汤作为婴儿的辅助饮食是比较理想的。

人参粳米粥

【用料】人参3g，粳米50g，大枣15g。

【制法】人参粉碎成细粉，米、枣洗净后入锅，加水适量，武火煮沸，文火熬成粥，再调入人参粉及白糖适量。

【功效】补益气血。适用于气血亏虚型颈椎病。

【用法】每日2次，温热食用。

人参是祖国医药宝库中一颗璀璨夺目的明珠，从古至今，一直闪烁着迷人的光彩。早在两千多年前，我们的祖先就发现并利用人参防治疾病了。我国最早成书于东汉末年的药学典籍《神农本草经》称人参补五脏、安精神、定魂魄、止惊悸、除邪气、明目，开心益智，久服轻身延年。嗣后，在《伤寒论》《唐本草》以及后来的医药书籍中都有详细记述。人参经历了任何药物所不曾经历的漫长的神话时代。经现代研究证实，人参含多种人参皂苷、挥发油、有机酸、糖类、维生素、微量元素等，对人体中枢神经系统、免疫系统、心血管系统、内分泌系统等均具有良好的调节作用，具有抗休克，促进人体糖、蛋白质和脂肪代谢，增强人体抗应激能力及抗衰老作用。

值得注意的是，人参的产地不同，功效也不同。"吉林参"，与"高丽参"性偏温。适用于年高体虚、阳气不足的老年人。吉林白参、白参须性质平和，宜于气虚乏力、声短懒言、动则汗出的患者。选用隔水炖服的方法，用小火蒸炖 1 小时左右，稍冷服用。"野山参"指未经人工栽培的野生人参，这种人参生长年限比较长，补益作用较强。可广泛适用于神疲乏力、少气懒言、食欲缺乏、失眠健忘等一切虚证。另外在服用人参的同时，不应吃萝卜、绿豆、螃蟹，也不宜饮茶。如发生感冒、发热等疾病，应暂停用药。还当注意保护脾胃，若服用不当会产生腹满、纳呆等副作用，影响疗效。

参芪龙眼粥

【用料】党参、黄芪、桂圆肉、枸杞子各 20g，粳米 50g。

【制法】原料洗净。党参、黄芪切碎先煎取汁，加水适量煮沸，加入桂圆肉、枸杞子及粳米，文火煮成粥，加适量白糖即可。

【功效】补气养血。适用于气血亏虚型颈椎病。

【用法】每日2次，温热食用。

丹参山楂粥

【用料】生山楂50g，丹参30g，粳米100g，冰糖适量。

【制法】将生山楂、丹参洗净，再将丹参入锅，加水适量，用小火煎煮40分钟，除渣取汁。再放山楂片与淘净的粳米，加水适量，先用大火煮沸，再用小火熬煮成粥，后加冰糖调匀即成。

【功效】具有活血化瘀、通经止痛的功效。适用于气滞血瘀型颈椎病。

【用法】每日2次，温热食用。

丹参

丹参别名紫丹参、血参、大红袍、红根等。以根入药。用途广泛，主要用于祛瘀止痛、活血调经、养心除烦等，冠心病、心血管病患者常服疗效很好。对慢性肝炎、早期肝硬化等疾病具有良好效果。主产四川、山东、浙江等省，现全国大部分地区有分布。丹参始载于《神农本草经》，列为上品。以后历代本草均有收载，《吴普本草》载："茎华小，方如荏（即白苏），有毛，根赤，四月华紫，三月五月采根，阴干。"《本草图经》称："二月生苗，高一尺许，茎干方棱，青色。叶生相对，如薄荷而有毛，三月开花，红紫色，似苏花。根赤，大如指，长亦尺余，一苗数根。"丹参能扩张冠状动脉，增加冠状动脉血流量，改善心肌缺血、梗死和心脏功能，调节心律，并能扩张外周血管，改善微循环；能提高机体耐缺氧能力；有抗凝血，促进纤溶，抑制血小板凝聚，抑制血栓形成的作用；能降低血脂，抑制冠状动脉粥样硬化形成；能抑制或减轻肝细胞变性、坏死及炎症反应，促进肝细胞再生，并有抗纤维化作用；能缩短红细胞及血色素的恢复期，使网织细胞增多，能促进组织的修复，加速骨折的愈合；对中枢神经有抑制作用；有抗肿瘤作用；能增强机体免疫功能；能降低血糖；对结核杆菌等多种细菌有抑制作用。

参莲杞子粥

【用料】党参15g，莲子40g，枸杞子12g，粳米50g。

【制法】将莲子用温水浸泡，剥去皮，粳米、党参、枸杞子淘洗干净，将全部原料放入锅中，加水适量，用大火烧沸，改小火煮成稠粥，加入冰糖融化即成。

【功效】具有益气养血的功效。适用于气血不足型颈椎病。

【用法】每日2次，温热食用。

当归川芎粥

【用料】当归10g，川芎9g，黑木耳15g，糯米50g，饴糖适量。

【制法】将当归、川芎洗净，用布包裹。黑木耳用冷水泡发，清洗干净；糯米用清水淘洗干净，入锅，加药袋及清水适量，大火煮沸后改用小火炖煮30分钟，加入黑木耳，再煮10分钟，加入饴糖，炖煮至木耳、糯米熟烂成粥，取出药袋即成。

【功效】具有补气养血、活血通络的功效。适用于气血不足、气滞血瘀型颈椎病。

【用法】每日2次，温热食用。

当归血藤粥

【用料】当归12g，鸡血藤12g，制何首乌10g，红花5g，粳米100g。

【制法】将当归、鸡血藤、制何首乌、红花洗净，装入纱布药袋中。将粳米淘洗干净，与药袋一同入锅，加清水适量，大火烧沸后改用小火炖煮，至米熟烂成粥时，捞出药袋即成。早、晚2次分食。

【功效】具有养血活血、通络止痛的功效。适用于血虚气滞型颈椎病。

【用法】每日2次，温热食用。

黄芪桂圆粥

【用料】黄芪15g，龙眼肉15g，粳米50g，白糖适量。

【制法】黄芪切片，置入锅中加水500ml，煎取汁。粳米用水洗净，取黄芪液，加适量水煮沸，放龙眼肉同煮成粥后加适量白糖即可。

【功效】具有气血双补的功效。适用于年老体弱、气血不足型颈椎病。

【用法】每日2次，温热食用。

桑葚枣圆粥

【用料】桑葚（鲜）30g，大枣5枚，糯米100g，龙眼肉15g，冰糖适量。

【制法】将桑葚、大枣、糯米洗净，放锅中加水适量，用大火烧沸加龙眼肉后改小火熬煮成粥，加冰糖适量调匀即可。

【功效】具有养血益气的功效。适用于年老体弱、气血不足型颈椎病。

【用法】每日2次，温热食用。

双仁血藤粥

【用料】薏苡仁40g，桃仁（去皮）6g，鸡血藤12g，粳米100g，白糖适量。

【制法】将薏苡仁、桃仁、粳米洗净后放入锅中加水适当，鸡血藤先煎取汁后放入锅中同煮粥，加白糖适量即可。

【功效】具有祛风除湿、活血止痛的功效。适用于痹证型、气滞血瘀型颈椎病。

【用法】每日2次，温热食用。

薏米

薏米又名薏苡、薏仁、六谷米等。薏米在我国栽培历史悠久，是我国古老的药食皆佳的粮种之一。由于薏米的营养价值很高，被誉为"世界禾本科植物之王"。在欧洲，它被称为"生命健康之禾"，在日本，最近又被列为防癌食品，因此身价倍增。薏米具有容易被消化吸收的特点，不论用于滋补还是用于医疗，作用都很温和。薏米因其热量较高，有促进新陈代谢和减少胃肠负担的作用，可作为病中或病后体弱患者的补益食品。经常食用薏米食品对慢性肠炎、消化不良等症也有效果。薏米能增强肾功能，并有清热利尿作用，对水肿患者有疗效。薏米有防癌的作用。其抗癌的有效成分为"薏苡仁酯""薏苡仁内脂"等，能有效抑制癌细胞的增殖，可用于胃癌、宫颈癌的辅助治疗。身体健康者常吃薏米，能使身体轻捷，减少肿瘤的发病率。薏米还是一种美容食品，常食可以保持皮肤光泽细腻，消除粉刺、色斑，改善肤色。薏米对于由病毒感染引起的赘疣等有一定的治疗作用。薏米中含有丰富的维生素 B_1，对预防脚气病十分有益。

花生延胡素粥

【用料】梨250g，花生50g，延胡素10g，粳米100g，冰糖适量。

【制法】梨去皮，切碎或取汁。粳米用水洗净，花生洗后打碎，延胡素用纱布包同放锅中加水适量煎，用大火煮沸后小火煮成粥，延胡素纱布包同煮，加适量冰糖即成。

【功效】具有化痰活血的功效。适用于痰瘀交阻型颈椎病。

【用法】每日 2 次，温热食用。

制作药膳粥应注意的事项

需要指出的是，药粥疗法作为一种饮食治疗颈椎病方法，在使用过程中，应做到"根据病情，辨证选粥"。

身体虚寒的颈椎病患者宜吃散寒的生姜粥；体质虚弱的颈椎病患者，要根据气虚、血虚、阴虚、阳虚的不同类型，而分别采用补气、补血、补阴、补阳的药粥，切不可笼统地"虚则补之"。

另外颈椎病患者辨证选粥还要注意季节性，由于中药有寒热温凉之性，所以在应用时要注意到不同季节的用粥特点，比如冬季调养宜吃温性粥，如选食羊肉粥，能收到温补元阳、暖中御寒的效果。此外，饮食习惯，南北有异，在煮制药粥加用配料时，也要适当注意到"南甜北咸，东辣西酸"的特点。

颈椎病的药茶治疗方

在我国古代医籍里，有关药茶治病的方法随处可见。药茶一般作用持久而缓和，并无呆滞中焦脾胃之弊，还可以减少服药的精神负担，是一种既有汤剂之优点，又十分方便的剂型，有利于患者的调养和治疗。如果经常坚持饮用，辅以饮食疗法，可以达到治疗疾病、控制症状的效果。但药茶不同于一般的茶饮，需要根据颈椎病患者的症状，依据药物的性能特点进行配方，并依据药茶的浸泡特点进行操作。药茶应用于临床，使用方便，口味清甜，疗效可靠，具有既可治病又可养生之优点，深受患者欢迎，但最好在医生的指导下使用。因为不同的药茶在治疗上有不同的功效，只有使用得当，才会取得很好的疗效。平时颈椎病患者可喝些金银花茶、菊花茶、枸杞茶和银耳羹等中药茶饮，既可补充水分又能防治疾病，颈椎病患者不妨试一试下面的药茶方。

药茶

现代药茶研究和应用有着几个明显的特色。一是符合现代人的用药心理，因为药茶中的天然药经过浸泡，便可直接饮用。二是配伍所用的药物一般有效成分明确，药理作用和临床疗效均深入。三是袋泡茶取代传统的饮用方法，目前一些较为流行的成品药茶多用滤泡纸或布袋包装，沸水冲泡数分钟可饮用，这样不仅节约药材，而且便于携带，并且使其色、香、味更接近于饮茶的本色。四是通过药剂加工制成块状或颗粒型速溶茶，饮用方便、卫生，易于药物的溶化吸收。此外，还可以提取茶的有效成分制成口服液或片剂，使药茶的针对性更强，效果更好。

木瓜五加茶

【用料】木瓜 15 ~ 20g，南五加 12g，炙甘草 6g。

【功效】舒筋活络，和胃化湿。适用于因湿邪引起的骨节疼痛、四肢拘挛、颈部不适等。

【用法】上药加水 500ml，煎煮 15 分钟后便可饮服，药汁饮尽后，再以沸水冲泡。代茶饮用，每日 1 剂。

丹参山楂茶

【用料】丹参 15g，山楂 50g。

【制法】材料用水洗净，然后放置水煲，加水 400ml，用武火煲滚后转文火煎煮成 100ml 即可。

【功效】此茶具有通脉止痛、活血化瘀的作用。适用于头颈酸胀、伴有高血脂人士。

【用法】每日 1 剂，症状减缓为止。

苦丁枸杞茶

【用料】枸杞叶 500g，苦丁茶叶 500g。

【功效】祛风活血，舒筋止痛，养阴清热，生津止渴。适用于风湿痹痛、跌打损伤、颈部不适等。

【用法】将枸杞叶与茶叶各等份，共研粗末，用滤泡袋分装，每袋 4g。每日 2 次，每次 1 袋，以沸水冲泡 10 分钟，代茶频饮。

莲党桑寄生茶

【用料】莲子 50g，党参 30g，桑寄生 30g。

【制法】莲子用温水浸泡，去皮备用，党参及桑寄生用水洗净。材料放置水煲，加水 500ml，用武火煲滚后转文火煎煮成 100ml 即可。

【功效】益气补肝强肾。适用于老年肝肾气虚之颈椎病。

【用法】代茶饮用。

蠲痹茶

【用料】羌活 10g，姜黄 10g，黄芪 10g，防风 6g，桑枝 15g。

【制法】材料用水洗净，然后放置水煲加 500ml，用武火煲滚后转文火煎煮成 100ml 即可。

【功效】适用于经常感受风寒湿及颈部僵硬者，此茶亦可补气止痛。

【用法】每日 1 剂，症状减轻后可停止饮用。

虎杖艽独茶

【用料】虎杖 20g，独活 10g，秦艽 9g。

【功效】清热利湿，活血通经。此方对有湿热之象的颈椎病痛，可收捷效。

【用法】上述药物研为粗末，置保温瓶中，用沸水适量冲泡，盖焖 20 分钟。代茶饮用。每日 1 剂。

【宜忌】孕妇不宜服。

独活止痛茶

【用料】独活 20g。

【功效】祛风散寒利湿。适用于神经根型颈椎病。

【用法】将上药以水煎煮。代茶饮用。

海米止痛茶

【用料】海米 10g，绿茶 3g。

【功效】温肾壮阳。可治疗肾阳虚型颈椎病等。

【用法】将二味原料放入杯中，沸水冲泡 15 分钟即可。代茶饮用。海米茶经反复饮用，淡而无味后，可连虾米、茶叶吃掉。

桃仁红花茶

【用料】桃仁 10g，红花 6g，川芎 10g，白蜜适量。

【功效】具有活血通络、行气通络的功效，适用于气滞血瘀型颈椎病。

【用法】将桃仁、红花、川芎同入锅中，加水适量，用小火煎煮40分钟，取汁，待温后加入白蜜调服。早、晚2次分饮。

川芎寄生茶

【用料】川芎5g，桑寄生10g，桂枝5g，红茶3g。

【功效】具有温阳散寒、活血化瘀的功效。适用于太阳经督脉型、痹证型、气滞血瘀型颈椎病。

【用法】将诸药洗净，切碎片，与红茶一同入锅，煎煮30分钟，去渣取汁。代茶频频饮用，当日饮用。

菊楂决明茶

【用料】菊花10g，生山楂（打碎）15g，决明子20g，冰糖适量。

【功效】具有清肝疏风、活血化瘀的功效。适用于气滞血瘀型兼有头昏目眩的老年颈椎病。

【用法】三药同煮，去渣取汁，调入冰糖。代茶饮。

菊花

菊花为多年生菊科草本植物，是经长期人工选择培育出的名贵观赏花卉，也称艺菊，品种已达千余种。菊花是中国十大名花之一，在中国已有3000多年的栽培历史，中国菊花传入欧洲，约在明末清初开始。国人极爱菊花，从宋朝起民间就有一年一度的菊花盛会。古神话传说中菊花又被赋予了吉祥、长寿的含义。中国历代诗人画家，以菊花为题材吟诗作画众多，因而历代歌颂菊花的大量文学艺术作品和艺菊经验，给人们留下了许多名品佳作，并流传久远。菊花味微辛、甘、苦，性微寒。能疏散风热，清肝明目，平肝阳，解毒。有镇静、解热作用。对金黄色葡萄球菌、乙型链球菌、痢疾杆菌、伤寒杆菌、副伤寒杆菌、大肠埃希菌、铜绿假单胞菌杆菌、人型结核菌及流感病毒均有抑制作用。能明显扩张冠状动脉，并增加血流量。可增强毛细血管抵抗力。菊苷有降压作用。菊花可用于感冒风热，发热头昏；肝经有热；目赤多泪，或肝肾阴虚，眼目昏花；肝阳上亢，眩晕头痛；疮疡肿痛。现代又用于冠心病、高血压病。

制作药茶选用药材有哪些禁忌

制作药茶选用应注意药材配伍的禁忌，不同的食物都有不同的属性和作用。因此，在医生指导下辨证、辨病地进行食物选用，合理确定处方。

同时要注意食物之间、食物与药物之间的配伍禁忌。自行配制使用药茶时，药物配伍禁忌，一般要参考中药"十八反"和"十九畏"。"十八反"的具体内容是：甘草反甘遂、大戟、海藻、芫花；乌头反贝母、瓜蒌、半夏、白蔹、白及；藜芦反人参、沙参、丹参、玄参、苦参、细辛、芍药。"十九畏"的具体内容是：硫黄畏朴硝，水银畏砒霜，狼毒畏密陀僧，巴豆畏牵牛，丁香畏郁金，川乌、草乌畏犀角，牙硝畏三棱，官桂畏赤石脂，人参畏五灵脂。以上配伍禁忌，可作为用药参考，但非绝对如此，最好避开使用。

颈椎病的药酒治疗方

药酒即是一种加入中药的酒，是选配适当的中药，经过必要的加工，用度数适宜的白酒或黄酒为溶媒，浸出其有效成分而制成的澄明液体。药酒在我国已有数千年的历史，是祖国医药学的宝贵遗产。它既能防病治病，又可滋补身体，延年益寿，并具有服用方便、疗效确切、便于存放等优点，因而深受历代医学家重视，成为我国传统医学中的重要治疗方法。酒是极好的有机溶媒，可以浸出许多水不能浸出的有效成分，多数药物的有效成分都可溶在其中。所以药酒有时比同样的中药煎剂、丸剂作用更佳，在防治疾病方面更有着良好的疗效。在我国医药史上，药酒处于重要的地位，成为历史悠久的传统剂型之一，在医疗保健事业中也同样享有较高的声誉，同样在防治颈椎病方面有着较好的疗效。

蛤蚧蕲蛇酒

【用料】蛤蚧(去头爪)10g，蕲蛇(去头)30g，白酒600ml。

【制法】上药入酒中浸7天，去渣过滤，贮瓶备用。

【功效】祛风，通络，止痛。适用于神经根型颈椎病。15天为1个疗程，间隔7～10天后继服第2个疗程。

【用法】早、晚各1次，每次10～15ml。

川乌草乌酒

【用料】制川乌20g，制草乌20g，薄荷50g，炮干姜50g，当归50g，淡竹叶50g，陈皮50g，甘草50g。

【制法】此酒为市售成药，口服1次15ml，每日1～2次，温服。

【功效】祛风散寒，舒筋活络。主治颈椎病肢体麻木、筋骨疼痛及风寒湿痹等症。

【用法】早、晚各1次，每次10～15ml。

乌梢蛇酒

【用料】乌梢蛇 1 条，白酒 500ml。

【制法】将蛇除去内脏，置净瓶中用好酒 500ml 浸泡 3 ~ 4 日后，即成药酒。或用乌梢蛇肉 1 条，除去内脏，袋盛，酒曲适量置于缸底，糯米饭盖之。3 ~ 7 日酒熟，去渣将酒收贮于瓶中。

【功效】祛风通络。

【用法】每次服 15ml，每日 3 次。

知识链接

乌梢蛇

除去内脏的乌梢蛇干燥全体，是传统的中药材，名为"乌蛇"或"乌梢蛇"。据《本草纲目》记载，乌梢蛇肉能医治"诸风顽痹，皮肤不仁，风瘙隐疹，疥癣等，功效与白花蛇同，而性善无毒"。蛇胆、蛇蜕也可入药。蛇皮薄韧，可用作胡琴膜和皮制工业品，因此是捕蛇者大量提取的对象。乌梢蛇现为国家二级重点保护野生药材物种。

独活寄生酒

【用料】独活 30g，桑寄生 20g，秦艽 30g，防风 20g，细辛 12g，当归 50g，白芍 30g，川芎 20g，生地黄 150g，杜仲 50g，牛膝 15g。白酒 1500ml。

【制法】上药捣碎置于净瓶中，用酒浸泡，密封瓶口，经 14 天后开取，去渣备用。不拘时，随量饮用。

【功效】益肝肾，补气血，祛风湿，止痹痛。主治颈椎病肢体麻木、疼痛。

【用法】早、晚各 1 次，每次 10 ~ 15ml。

牛膝秦艽酒

【用料】牛膝 15g，秦艽 15g，天冬 15g，薏苡仁 5g，独活 10g，细辛 10g，制附子 10g，巴戟天 10g，五加皮 15g，肉桂 10g，杜仲 15g，石楠叶 10g。白酒 1000ml。

【制法】将细辛炮炙后，上药共捣细，用酒浸于净瓶中，冬 10 日、春 7 日、秋 5 日、夏 3 日后开封，去渣备用。

【功效】散寒祛风，舒筋活血，温经止痛。主治颈椎病手臂麻木不仁、肌肉酸痛。

【用法】早、晚各 1 次，每次 10 ~ 15ml。

牛膝薏米酒

【用料】牛膝 30g，薏苡仁 30g，酸枣仁 30g，赤芍 30g，制附子 30g，炮姜 30g，石斛 30g，柏子仁 30g，炙甘草 20g。

【制法】上药共捣细和匀，用酒 1500 ml 浸泡，封口，7 日后开封，取汁去渣，瓶装备用。

【功效】祛风，散寒，除湿。主治颈椎病手臂麻木、疼痛。

【用法】早、晚各 1 次，每次 10 ~ 15ml。

草乌细辛酒

【用料】生草乌 10g，细辛 3g，洋金花 6g，冰片 16g。

【制法】先将前三味药研末，用 50% 酒精 300ml 浸泡，冰片另用 50% 酒精 200ml 浸泡，每日搅拌 1 次，约 1 周全部溶化，滤去渣，将二药液和匀，用有色玻璃瓶贮藏。

【功效】祛风，散寒，除湿。主治颈椎病手臂麻木、疼痛。

【用法】此酒为外用药酒。每次用棉球蘸药液少许涂痛处或放痛处片刻，痛止取下，每日 2 ~ 3 次。

四虫雪莲酒

【用料】白花蛇 1 条，全虫、雪莲花各 15g，地龙、黑蚂蚁、威灵仙各 20 g，没药、当归各 10 g，制川乌、制草乌、川牛膝、红参各 10 g，白酒 1000 ml。

【制法】将上诸药装入盛白酒的陶瓷罐或玻璃瓶内浸泡，罐口密封，浸泡 7 日后启用。

【功效】祛风通络，散寒止痛，补肝益肾。可用于治疗颈椎病、坐骨神经痛。

【用法】每日服药 3 次，每次 15 ～ 10ml，2 周为 1 个疗程。

雪莲

我国新疆及青藏高原，群峰林立，在积雪线下生长着一种名贵的药用花卉——雪莲。据研究，雪莲是珍贵的药用植物，具有除寒痰、壮阳补血、暖宫散瘀、治月经不调等作用，还具有治疗肾虚腰痛、祛风湿、通经活血等症的作用。雪莲全草入药，在 7 ～ 8 月初开花时采集，药效最好。雪莲不能用水煎服 (因含挥发油)，可单独用白酒泡浸，一朵大的雪莲加白酒 500g，泡 7 日后即可服用。每日服 2 次，每次 10ml。对风湿关节炎、颈椎病引起的上肢麻木腰酸腿痛均有良好疗效。

银环搜风酒

【用料】银环蛇 1 条，60° 白酒 500ml。

【制法】将银环蛇放入装有 500ml 白酒的大口玻璃瓶中，加盖封口，1 个月后启封饮用。

【功效】具有搜风通络、散寒止痛的功效。适用于神经根型颈椎病。

【用法】每日 2 次，每次 15 ~ 20ml。

灵仙苡仁酒

【用料】威灵仙 250g，薏苡仁 300g，酒曲 150g，低度白酒 1000ml。

【制法】将威灵仙碾成粗末。薏苡仁煮成粥状，冷却后掺入酒曲和威灵仙末，放入白酒缸中密封，置温暖处。7 日后表面有泡沫状，再滤去药渣即成。或将威灵仙、薏苡仁稍煮后，浸入白酒中密封浸泡 7 日，即成。

【功效】具有祛风除湿、通经止痛的功效。适用于痹证型颈椎病。

【用法】每日 2 次，每次 15 ~ 20ml。

羌活独活酒

【用料】羌活、独活、牛膝各 30g，制川乌、制草乌、酒炒大黄各 10g，白芷、红藤、苏木各 20g，当归、生黄芪各 30g，萆薢 60g，低度白酒 2000ml。

【制法】将上述 12 味药以冷开水浸泡半小时后，滤水，晾干，加白酒 2000ml，贮瓶密封，浸泡 3 个月即成。

【功效】具有祛风散寒、活血止痛的功效，适用于太阳经督脉型、痹证型颈椎病。

【用法】每日 2 次，每次 15 ~ 20ml。

红花当归酒

【用料】红花 15g，当归尾 12g，赤芍 15g，川芎 15g，官桂 10g，低度白酒 1000ml。

【制法】将以上 5 味同研为粗粉，浸泡于白酒中，密封瓶口，每日振摇 1 次，7 日后开始饮用。

【功效】具有活血化瘀、温通经络的功效。适用于气滞血瘀型、太阳经督脉型颈椎病。

【用法】每日 2 次，每次 15 ～ 20ml。

四蛇搜风酒

【用料】乌梢蛇 1 条，白花蛇 1 条，蝮蛇 1 条，赤练蛇 1 条，52 度白酒 2000ml。

【制法】将乌梢蛇、白花蛇、蝮蛇、赤练蛇宰杀后，去除内脏，洗净，烘干或风干，切成小块状，浸泡于白酒内，贮瓶密封 1 个月后即可启封饮用。

【功效】具有祛风散寒、舒筋通络的功效。适用于太阳经督脉型、痹证型颈椎病。

【用法】每日 2 次，每次 15 ～ 20ml。

四龙搜风酒

【用料】地龙 15g，制全蝎 12g，制蜈蚣 10g，白僵蚕 50g，白酒 2000ml。

【制法】将上述 4 味药用冷开水浸泡半小时后，滤水晾干，放入白酒中，贮瓶密封，浸泡 2 周后服用。

【功效】具有搜风止痛的功效。适用于太阳经督脉型、痹证型颈椎病。

【用法】每日 2 次，每次 15 ～ 20ml。

双蛇搜风酒

【用料】乌梢蛇 1 条，白花蛇 1 条，壁虎 5 条，白酒 3000ml。

【制法】将蛇宰杀，去内脏，洗净。壁虎用冷开水浸泡 30 分钟，与蛇一同晾干，放入白酒中浸泡 2 ～ 4 周，贮瓶密封后即可开始饮用。

【功效】具有祛风除湿止痛的功效。适用于太阳经督脉型、痹证型颈椎病。

【用法】每日2次，每次15～20ml。

药酒调养颈椎病应注意事项

需要提醒的是，颈椎病患者药酒治疗要注意宜忌。

药酒不宜过量服用，因药物过量必会有毒性。药酒的用法一般应根据病情的需要、体质的强弱、年龄的差异、酒量的大小等实际情况适度饮用。

患慢性肝肾疾病、较重的高血压、糖尿病、尿酸过高、气管炎、肺源性心脏病、胃病、十二指肠溃疡及皮肤病的患者，应在医生指导下使用；妊娠及哺乳期女性、小儿不宜用药酒；年老体弱者用量应适当减少。

选用药酒要对症，不能拿药酒当一般酒喝。药酒过量不但能醉人，而且可能会引起不良反应，所以不可以滥饮。药酒在医疗上不同于一般的酒，有规定的疗程，病症祛除后，不应再服用。

药酒不宜佐餐或空腹饮用。一般宜在早、晚餐半小时之后饮用。

药酒不宜冷饮，以减少对胃肠的刺激，温热后也便于无治疗作用的醛类挥发，减少了其对人体的危害。药酒不宜混合饮用，以便抵消单类药酒的疗效，反之会引起头痛、恶心等药物毒性反应，甚至可致药物中毒。

服用某些西药时，饮用药酒须慎重。若必服不可，请在专业医生指导下服用。

中医辨证属湿热、阳盛体质者，要慎用药酒。饮用药酒后不宜立即针灸，不宜立即行房事。不习惯饮酒的人，在服用药酒时，要先从小剂量开始，逐步增加到需要服用的量。有些老年人喜用药酒代普通酒饮，实属错误，因为药酒是针对不同疾病或体质应用的，如药症不合会引起副作用。如平时阴虚内热的人服用鹿茸酒会"火上加油"，使病症加剧。

颈椎病的运动疗法

人的颈椎退化是一个必经阶段。有些人早退化，有些人迟退化，也与平时是否保养得宜及平时注意锻炼有关。颈椎的活动性大，其稳定性有赖于周边韧带、肌肉、椎间盘等软组织去维系，因此这些组织较易引起劳损。

运动防治颈椎病有什么要求

运动锻炼在某种程度上要比药物治疗好，因颈椎是整个脊椎活动范围最大的部位，但在日常生活中却很少有机会得到充分的活动。而运动能增强颈部肌肉力量，加强颈椎的稳定性，改善颈部血液循环，有利于颈部组织炎症的消退，预防颈椎关节粘连和骨质疏松的作用，还可矫正颈部不良姿势。实践观察发现，绝大多数颈椎病患者，尤其是早中期颈椎病患者，经过一个阶段的运动疗法之后，头晕、头痛、头胀、目眩、失眠、心悸等症状便会减轻，甚至能完全消失，同时全身健康状况也会出现不同程度的好转。医学实践证明运动能改变颈椎病症状可能与下列因素有关。

一是运动可使颈椎病患者情绪安定，心情舒畅，使工作和生活中的紧张、焦虑和激动情绪得以缓解，可改变中枢神经系统某些功能的失调，能加强大脑皮质对皮质下血管运动中枢的调节功能，使全身处于的紧张状态得以舒张。

二是坚持运动可使肌肉血管纤维逐渐增大增粗，可改善椎动脉及大脑的供血；运动还能促使血管扩张，加快血液循环，并有利于血液中胆固醇等物质的清除，使血管保持应有的弹性，因此可有效延缓动脉硬化和颈椎黄斑的形成。

三是运动能增强体质，尤其是加强颈部肌肉的功能。适当的运动能松解软组织的粘连，纠正脊柱内在平衡与外在平衡的失调，提高颈椎的稳定性、灵活性和耐久性，从而达到良好的治疗及预防作用。

四是运动能促使颈椎病康复并防止其复发，且简便易行。

科学运动有益颈椎病患者的康复

如何科学地开展运动是每个颈椎病患者十分关心的问题。

一要运动适度。运动疗法是指通过锻炼来达到治病祛病的目的。因此适度运动尤为重要。颈椎病患者要注意掌握运动量的大小，尤其是体质较差的人更要注意。运动量太小达不到锻炼的目的，起不到健身作用；运动量过大则可能增加椎间盘的异常受力，造成新的损伤。颈椎病患者若运动后食欲减退、头晕头痛，自觉劳累汗多、精神倦怠、手臂麻木等症状加重，说明运动量过大，超过了机体耐受的限度。那么，运动量怎样掌握才算合适呢？一般来说，以每次锻炼后感觉不到疲劳困乏且身体轻松为适宜。颈椎病患者开始时运动量应小，以后逐渐增加运动量和运动次数。另外，颈椎病患者应选择动作强度中等、持续时间相对较长，但又不剧烈的运动，要以增强颈部肌肉力量为主。患者进行颈部肌肉力量练习时，动作宜慢，用力宜缓。

二要长期坚持。运动治病并非一朝一夕之事，贵在坚持"流水不腐，户枢不蠹"这句话一方面说明了"动则不衰"的道理，另一方面也强调了持久且不间断运动的重要性。运动疗法不仅是形体的锻炼，也是意志和毅力的锻炼。人贵有志，学贵有恒，做任何事情，要想取得成效，没有恒心是不行的。古人云："冰冻三尺，非一日之寒"，说的就是这个道理。这就说明，运动治病要经常而不间断，"三天打鱼两天晒网"是不会起到预防和治疗目的的。尤其当颈椎病进入恢复期，更应将运动疗法坚持下去。

三要有张有弛。运动疗法，并非是要持久不停地运动，而是要有劳有逸，有张有弛，才能达到治病的目的。因此，紧张有力的运动，要与放松、调息等休闲运动相交替；长时间运动，应注意适当休息，否则不仅影响运动效果，甚至于治病健身不利。另外，为康复而进行的锻炼，应当是轻松愉快的，容易做到的，充满乐趣和丰富多彩的，这样人们才愿意坚持实行。颈椎病患者的运动应当在顺乎自然的方式下进行，在健身祛病方面，疲劳和痛苦都是不可取的。运动时一切顺乎自然，进行自然调息，调心，神态从容，摒弃杂念，神形兼顾，内外俱练，动于外而静于内，动主形而静主养神。这样在锻炼过程中内练精神，外练形体，内外和谐，体现出"由动入静""静中有动""以静制动""动静结合"的整体思想。

四要运动规律。医学专家经过长期的研究证明，坚持规律性的有氧活动（如慢跑、走路、游泳、登楼梯等）是预防与康复颈椎病的有效方法。就颈椎病患者恢复期而言，每周保持3次运动，才可以称得上是规律性的运动，而对于工作紧张或经常出差的颈椎病患者，每周至少应有1～2次的规律性运动。为了能够长期保持规律性的运动，应计划一下每周的运动时间和内容，注意不要将每次运动的时间间隔安排得太长。只要规律性的运动能够成为您的一种生活方式，很快地，您将在生理和心理两大方面获得很大益处。

颈椎病患者如何选择运动项目

　　各型颈椎病患者均有不同程度的颈部肌肉萎缩和肌力下降，造成颈椎内、外平衡失调，同时颈部关节囊、韧带、肌肉等组织因炎症反应和缺乏活动等原因而发生粘连，显得僵硬，因此对颈椎病患者来说，选择适宜的运动项目进行锻炼既是一种治疗方法，又是一种极为重要的巩固疗效的手段。恢复期颈椎病患者的运动要以有氧运动的轻、中度方式为主。适合颈椎病康复运动的项目有颈椎保健操、上肢运动的球类、打太极拳、步行等。一些耐力训练和有氧运动如快走、慢跑、游泳等也可适当选用。是否为适宜的有氧运动的自我判断是：运动结束后心跳频率不过快，身体可有微汗或热感，并且感到精神舒畅，无明显疲乏感。颈椎病患者运动项目的选择还要因人而异。因为每个人身体状况、疾病程度和工作性质不同，所以选择运动锻炼时的项目亦应有别，如经常伏案工作者，要选择一些扩胸、伸腰、仰头等运动项目。

颈椎保健操

　　保健操有别于运动锻炼，不需要很大的运动量，更不受场地的限制，在安静的环境下进行即可。以下介绍十式颈肩操，此操简单易明，操作方便。

点头侧颈式

【动作方法】

　　1.取站位，身体放松，躯干挺直，双手叉腰，双脚与肩同宽。

2.双手叉腰，头颈左侧屈。

3.头颈右侧屈。

4.头颈前屈。

5.头颈后仰。

6.反复以上动作10次，头颈复回中立位。

【训练部位】颈部。

【作　　用】

·锻炼颈部屈伸、旋转、侧屈活动功能。

·加速了颈肌血液循环、消除疲劳、防止颈部软组织出现粘连情况。

·注意活动颈部时不宜过速，否则易导致颈椎受损。

上肢旋前式

【动作方法】

1.取站位，身体放松，躯干挺直，双手自然下垂，双脚与肩同宽，双眼自然开合。

2.左手向外举起，与肩同水平，掌心向下，右手内收旋肩，掌心搭于左肩。

3.右手从前方旋向右边，使右手向外平肩水平，右手掌心向下，左手内收旋肩，掌心搭于右肩。

4.左、右手重复10次后，双手恢复为预备动作。

【训练部位】肩关节。

【作　　用】

·活动肩关节。

·锻炼双手协调，适合颈肩臂痛人士。

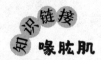

喙肱肌

喙肱肌位于上臂内侧、肱二头肌和肱三头肌之间，功能是使上臂内收，比如用手摸对侧肩的动作。

上肢旋后式

【动作方法】

1.取站位，身体放松，躯干挺直，双手自然下垂，双脚与肩同宽，双眼自然开合。

2.双手屈曲于背后。

3.右手抓住左手前臂往右上肩方向拉，头向右望。

4.左手抓住右手前臂往左上肩方向拉，头向左望。

5.左、右手重复10次后，还原预备动作。

【训练部位】肩关节。

【作　用】锻炼肩关节后旋功能，同时活动了颈椎。

肩关节

肩关节分为肩肱关节、肩锁关节、胸锁关节和肩胛胸壁关节4个部分，习惯上说的肩关节是单指肩肱关节。

缩颈揉肩式

【动作方法】

1.取站位，身体放松，躯干挺直，双手自然下垂，双脚与肩同宽，双眼自然开合。

2.双手半握拳自然放下，缩颈，双肩旋前转动。

3.颈肩回复预备动作。

4.缩颈，双肩旋后转动。

5.颈肩恢复预备动作。

6.重复旋前旋后各 10 次后，还原预备动作。

【训练部位】颈部、肩部、肩胛骨。

【作　　用】锻炼肩功能，预防及减少肩关节软组织粘连。

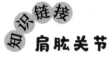

肩肱关节

肩肱关节即杵臼关节，由肩胛骨肩关节盂和肱骨头组成，由于肩关节盂小而肱骨头大，所以活动非常灵活但也容易受到损伤。肩肱关节周围有三角肌、肱二头肌、冈下肌、小圆肌和喙肱肌等附着或通过。

拍打颈肩式

【动作方法】

1.取站位，身体放松，躯干挺直，双手自然下垂，双脚与肩同宽，双眼自然开合。

2.双手交叉放于胸前，用掌心分别拍打左、右上臂三角肌，拍打 20 次。

3.双手放于颈后，左手拍打左颈，右手拍打右颈，拍打 20 次。

4.恢复为预备动作。

【训练部位】头部、颈部、肩部、臂部。

【作　　用】

·使疲劳感消退。

·增加肌肉抗疲劳能力。

·改善血液循环。

·注意拍打力度以自己感到舒适为宜。

捶打大椎式

【动作方法】

1.取站位，身体放松，躯干挺直，双手自然下垂，双脚与肩同宽，双眼自然开合。

2.左手垂直自然放下，右手握空拳捶打大椎穴，捶打 20 次。

3.还原预备动作。

4.右手垂直自然放下，左手握空拳捶打大椎穴，捶打 20 次。

5.还原为预备动作。

【训练部位】大椎穴。

【作　　用】大椎穴是经络气血通向头颈部的主要交汇点，通过捶打大椎穴，可刺激穴位经络，提神醒脑，消除疲劳。

大椎穴

大椎穴，又名百劳穴，为手三阳脉、足三阳脉与督脉之会穴。位于第 7 颈椎棘突（颈椎高骨）下凹处，对各种神经症状有镇静作用，大椎穴主泻胸中之热，全身之热及消炎，对肺功能有明显的改善与调整作用。

旋转举臂摩圈式

【动作方法】

1.取站位，身体放松，躯干挺直，双手自然下垂，双脚与肩同宽，双眼自然开合。

2.左手外展与肩同水平，右手屈曲并向左前方斜举，手指自然放开，头颈随手旋转向左侧，眼望向手指方向。

3.双手由左侧向上举起，头部向前望。

4.双手由上方伸向右方，右手外展平肩，左手屈曲向右前方斜举，头颈随手旋转向右侧，眼睛望向手指方向。

5.双手、头颈返回预备动作。

6.重复 10 次后，颈肩恢复预备动作。

【训练部位】头部、颈部、肩部、臂部。

【作　　用】加强头颈肩臂力量，舒筋活络。

知识链接
增强头颈肩臂力量的重要性

颈肩背部肌肉的锻炼，可以：

· 强化肌肉力量。

· 强化正常的颈椎生理曲度。

· 增强颈椎生物力学结构的稳定性。

· 促进血液淋巴循环，有利颈椎病的恢复。

顶天压地式

【动作方法】

1.取站位，身体放松，躯干挺直，双手自然下垂，双脚与肩同宽，双眼自然开合。

2.十指交叉，掌心向上，放于肚脐前。

3.由下至上举，上举至胸前时两掌一反，过于头上，掌心仍然向上，头颈后仰，双目望天，同时吸气。

4.十指仍交叉，从上向下压，掌心向下，头颈前屈，双目望地，同时呼气。

5.重复 10 次后，还原预备动作。

【训练部位】背阔肌、腹直肌、骶棘肌。

【作 用】

·缓解颈部疲劳。

·顺理关节、韧带，疏通经络，以达到强壮身体为目的。

·对预防颈肩痛有良好作用。

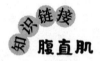

腹直肌

腹直肌位于腹部正中线两旁，连接于下肋骨和耻骨之间，使身体前屈、侧弯或旋转。在正常和强迫呼吸时，此肌协助呼气，同时还帮助血液从下肢向上回流到心脏，并参与分娩、呕吐、排尿和排便。

缩颈揉肩式

【动作方法】

1.取站位，身体放松，躯干挺直，双手自然下垂，双脚与肩同宽，双眼自然开合。

2.双手半握拳自然放下，缩颈，双肩旋前转动。

3.颈肩恢复预备动作。

4.缩颈，双肩旋后转动。

5.颈肩恢复预备动作。

6.重复旋前旋后各 10 次后，还原预备动作。

【训练部位】颈部、肩部、肩胛骨。

【作　　用】锻炼肩部功能，预防及减少肩关节软组织粘连。

 肩肱关节

肩肱关节即杵臼关节，由肩胛骨肩关节盂和肱骨头组成，由于肩关节盂小而肱骨头大，所以活动非常灵活但也容易损伤。

肩肱关节周围有三角肌、肱二头肌、冈下肌、小圆肌和喙肱肌等附着或通过。

顶臂增力式

【动作方法】

1. 取坐位，身体放松，腰背挺直，双手自然下垂，双眼自然开合。

2. 双手手指交叉放在头枕后面。

3. 头颈用力后伸，双手则用力向前抗衡，颈臂持续用劲对抗约 5 秒。

4. 放松头颈部及双手，重复以上动作，共做 8 次。

5. 还原预备动作。

【训练部位】颈部肌肉。

【作　　用】

· 锻炼颈部肌肉。强化颈肌以稳定颈椎，增加肌肉耐劳功能。

· 左、右旋转颈椎有舒缓颈项强痛、舒筋活络、行气活血的作用。

头夹肌

头夹肌位于斜方肌上部深层上方，单侧收缩时使头向同侧旋转，双侧收缩时使头后仰。颈夹肌位于斜方肌上部深层下方，单侧收缩时使头向同侧旋转，双侧收缩时使头后仰。

颈椎保健操注意事项

·如果没有时间1天内完成十式颈肩操，患者可每日轮流选取1~2式锻炼。

·若运动引致痛楚，不要勉强继续，所有运动应在无痛状态下进行。

·手术后3个月内切忌做颈部锻炼，尤其是颈椎局部切骨后植骨及人工关节植入者。因为手术后创伤较大，伤口需要一段时间来恢复。

·患有冠心病、心绞痛、心肌梗死、严重心律不齐者不宜锻炼。

·孕妇、老年人、体弱者锻炼前应咨询医生的意见。

·在锻炼过程中，如果颈椎病的症状加重，例如头痛、颈痛、手臂及手指麻痹加重，而又没有其他因素时，应停止锻炼。等待症状较平稳时，才可继续锻炼。

打羽毛球促进颈椎病康复

打羽毛球对颈椎病康复有很大的好处。打羽毛球时，球飞在半空中，头向上仰，颈椎会随头部处于后仰姿势，从而合乎正常颈椎的生理弧度。而且，打球时，球会或左或右飞，加上拾球动作，我们便可以上、下左右地锻炼颈部了。除了颈部外，挥动球拍的动作亦可以锻炼上肢肌肉，适合于上颈肩疼痛者。

放风筝促进颈椎病康复

放风筝时需要颈部上仰，颈部处于后伸位置可维持颈部正常生理弧度，同时也可锻炼颈部肌肉。

放风筝需要较空旷的地方，人们可以借此呼吸清新空气，远离都市的喧嚣，令身心得到松弛。

需要注意的是，放风筝时要注重安全，要远离架空电线、马路天桥、飞机升降等。

游泳促进颈椎病康复

游泳运动是一项全身性运动项目，所有的肌肉群和内脏器官都参加有节奏的活动，使身体肌肉得到均衡发展，而且受伤机会较少。运动量与运动强度可大可小，游泳速度可快可慢。游泳时亦可训练呼吸功能，从而增加肺气量，改善心、肺功能，特别适用于颈椎病患者。

对于颈椎病患者蛙式康复有一定帮助。原因是蛙式吸气时，需要把头后仰来离开水面，仰头动作可舒缓平时长时间低头动作带来的坏处。而一浮一潜亦令颈部连续做前屈后伸的动作，不断锻炼颈部，也正好符合颈椎病的锻炼原则，因此能对预防和治疗颈椎病起到积极的作用。

不过，蛙游防治颈椎病要因时、因人而异，严重的颈椎病患者不能进行游泳锻炼，此时蛙泳动作容易对颈椎产生损伤。所以，建议患者最好先到医院进行体检，根据病情再考虑选择合适的运动方式。

步行适宜恢复期的颈椎病患者

　　医学工作者说："步行是健身抗衰老的法宝，是唯一能坚持一生的有效锻炼方法，是一种最安全、最柔和的锻炼方式。"步行锻炼有利于精神放松，减少焦虑和压抑的情绪，提高身体免疫力；步行锻炼能使人的心血管系统持续保持良好的功能；步行促进新陈代谢，增加食欲，有利睡眠。步行主要适宜于恢复期的颈椎病患者，要以中速行进，一般在饭后30分钟进行，以提高耐力，促进新陈代谢。实验研究表明，如果以每小时3km的速度步行，代谢率则提高48%，每日1～2次，总运动量逐渐增加，每日可达数公里。步行时，一是要坚持循序渐进，开始时不要走得过快，应逐渐加快速度；1周后，身体逐渐适应，可以先延长运动的时间，直至每天锻炼半小时，并逐渐增加步行速度。二是要注意适度步行，坚持"三个三、一个五、一个七"。"三个三"：每天应至少步行3km、30分钟，根据个人的情况，一天的运动量可以分成3次进行；"一个五"：每周至少运动5天以上；"一个七"：步行不需要满负荷，只要达到七成就可以防病健体。

慢跑能有效防治颈椎病

　　慢跑是一种方便灵活的锻炼方法，老幼皆宜，已日益成为人们健身防病的主要手段之一。跑步能促进代谢，控制体重，而控制体重是保持健康的一条重要原则。跑步还能增强体质，延年益寿。坚持慢跑是有效防治颈椎病的特效"药方"，尤其适宜于恢复期的颈椎病患者。但颈椎病患者慢跑应该严格掌握运动量。决定运动量的因素有距离、速度、间歇时间、每天练习次数、每周练习天数等。颈椎病患者恢复期可进行短距离慢跑，从 50m 开始，逐渐增至 100m、150m、200m。速度一般为 100m／40s 至 100m／30s。次数：短距离慢跑或跑行练习可每天 1 次或隔天 1 次；年龄稍大的可每隔 2 ~ 3 天跑 1 次，每次 20 ~ 30 分钟。慢跑时最好能配合呼吸，可向前跑二三步吸气，再跑二三步后呼气。跑步时，双臂以前后并稍向外摆动比较舒适，上半身稍向前倾，尽量放松全身肌肉，一般以脚尖着地为好。

打太极拳促使颈椎病明显好转

太极拳运动的特点是举动轻灵，运作和缓，呼吸自然，用意不用力，是静中之动，虽动犹静，静养脑力，动活气血，内外兼顾，心身交修。也就使意识、呼吸、动作三者密切结合，从而调整人体阴阳，疏通经络，和畅气血，使人的生命得以旺盛，故可使弱者强、病者康，起到增强体质、祛病延年的作用。太极拳和一般的健身体操不同，太极拳不但能活动全身各个肌群、关节，还要配合均匀的深呼吸与横膈运动，而更重要的是需要精神专注，这样就对中枢神经系统起了良好的影响，从而给其他系统与器官的活动和改善打下了良好的基础。科学研究发现，对于颈椎病患者而言，打太极拳不仅可增强心肺耐力及上肢肌力，当练习 3 ~ 6 个月后，轻微颈椎病患者甚至可依靠这种方法促使颈椎病明显好转。所以颈椎病患者不可忽视打太极拳的作用，以练简化太极拳为主，也可选择其中的某些动作等反复练习，每次 10 ~ 15 分钟，每日 1 ~ 2 次。练习太极拳时尤其是要注意太极拳对人体各部位姿势的要求。

头——保持"虚领顶劲"，有上悬意念，不可歪斜摇摆，眼要自然平视，嘴要轻闭，舌抵上颚。

颈——自然竖直，转动灵活，不可紧张。

肩——平正松沉，不可上耸、前扣或后张。

肘——自然弯曲沉坠，防止僵直或上扬。

腕——下沉"塌腕"，劲力贯注，不可松软。

胸——舒松微含，不可外挺或故意内缩。

背——舒展伸拔，称为"拔背"，不可弓驼。

腰——向下松沉，旋转灵活，不可前弓或后挺。

脊——中正竖直，保持身型端正自然。

臀——向内微敛，不可外突，称为"溜臀""敛臀"。

胯——松正含缩，使劲力贯注下肢，不可歪扭、前挺。

腿——稳健扎实，弯曲合度，转旋轻灵，移动平稳，膝部松活自然，脚掌虚实分清。

打太极拳要求松静自然，这使大脑皮质一部分进入保护性抑制状态而得到休息。同时，打太极拳可以活跃情绪，对大脑起调节作用，而且打得越熟练，越要"先在心，后在身"，专心于引导动作。长期坚持，会使大脑功能得到恢复和改善，消除由神经系统紊乱引起的各种慢性病。打太极拳要求"气沉丹田"，有意地运用腹式呼吸，加大呼吸深度，因而有利于改善呼吸功能和血液循环。通过轻松柔和的运动，可以使年老体弱的人经络舒畅，新陈代谢旺盛，体质和功能得到增强。太极拳近百年来之所以能在国内外逐渐得到推广，就是因为它具有防病治病的功用，对多种慢性病都有一定的预防和治疗作用。注意，病情严重的患者，要在专业人员的指导下进行锻炼。

悬垂利于颈椎病的康复

颈椎病患者可利用门框或单杠等物进行悬垂锻炼，每日早、晚各 1 次。具体方法：用双手握住比自己身体稍高的单杠或门上框，双手用力一拉，使身体悬吊起来，动作像单杠的"引体向上"，让身体的重量向下坠，从而起到牵引作用。如果两只胳膊的力量小，不能完全将身体悬吊起来，可让脚后跟离地，脚尖负担支撑身体的一部分重量。为了方便悬吊，可在家中的两屋门头上，架一根六分粗的铁管，每天早、晚各悬吊一次，每次 3 ~ 5 分钟，胳膊累了就休息一会儿。悬垂时应注意放松腰部及下肢，使重量自然下垂，以达到牵引颈椎的目的；悬垂的上下动作一定要轻，避免因跳上跳下的动作幅度过大而损伤颈椎，加重病情。悬垂法锻炼要循序渐进，运动量逐渐增加，并持之以恒。

在医院做牵引，受到时间和经济条件的限制，而在家里做既不用花钱也不用专门找时间，一早一晚就行。经常进行悬身锻炼，使椎间盘挤压得到放松，逐渐恢复其弹性，能防止椎间盘受到挤压引起椎间盘脱出或膨出，同时促进颈椎之间的肌肉、韧带逐渐发达，避免颈部肌肉的萎缩退化，增强颈部肌肉对颈椎的支撑功能。这种悬垂动作，还能锻炼臂和肩部肌肉的力量，增强这些关节的灵活性，对防止肩周炎和老年人驼背也有一定作用。有的颈椎病患者原来患有肩周炎和轻微驼背，通过悬身锻炼，不仅治好了颈椎病，还把这两种病也"捎带"治好了。

跳绳是预防和治疗轻型颈椎病的首选

在各种预防颈椎病和轻型颈椎病恢复期患者的运动中，一些健身运动专家近年来格外推崇跳绳运动。他们认为，跳绳花样繁多，可简可繁，随时可做，一学就会，特别适宜在气温较低的季节作为健身运动，而且对女性尤为适宜。从运动量来说，持续跳绳 10 分钟，与慢跑 30 分钟或跳健身舞 20 分钟相差无几，是耗时少、耗能大的需氧运动，对颈椎病防治有非常好的效果。中医学理论认为，脚是人体之根，有 6 条经脉及穴位在这里交错汇集，跳绳可促进循环，使人顿感精神舒适，行走有力，可起到通经活络、健脑和温煦脏腑的作用，提高思维和想象能力。

1. **绳子的选择与跳法**　绳子一般应比身高长 60～70cm，最好是实心材料，太轻的不好。跳的时候，用双手拇指和示指轻握，其他手指只是顺势轻松地放在摇柄上，不要发力。另外，要挺胸抬头，目视前方 5～6m 处，感觉膝关节和踝关节的运动。

2. **跳绳的运动安排**　医学专家建议，颈椎病患者跳绳健身要有一个"跳绳渐进计划"。初学时，仅在原地跳 1 分钟；3 天后即可连续跳 3 分钟；3 个月后可连续跳上 10 分钟；半年后每天可实现"系列跳"（如每次连跳 3 分钟，共 5 次），直到一次连续跳 30 分钟。一次跳 30 分钟，就相当于慢跑 90 分钟的运动量，已是标准的需氧健身运动。

跳绳锻炼应注意的事项

跳绳者应穿质地软、重量轻的高帮鞋，避免脚踝受伤。绳子要软硬、粗细适中。初学者通常宜用硬绳，熟练后可为软绳。要选择软硬适中的草坪、木质地板和泥土地的场地，切莫在硬性水泥地上跳绳，以免损伤关节，引发头晕。跳绳时须放松肌肉和关节，脚尖和脚跟须用力协调，防止扭伤。肥胖者和中年妇女宜采用双脚同时起落的方式；上跃也不要太高，以免关节因过于负重而受伤。跳绳前先做足部、腿部、腕部、踝部准备活动，跳绳结束后则可做些放松活动。由于颈椎病病症复杂，跳绳时如有身体不适，应立即停止该项运动。

端肩是治疗颈椎病最简单的方法

自我端肩法是在长期的颈椎病医疗过程中，摸索出的一种既省钱、省事又有效的治疗方法：每天早起晨练时，颈椎病患者用左右端肩方法（行、站、坐均可）锻炼 10～20 分钟，时间长一点更好。5 分钟后颈部可有热的感觉，1 周内病情能减轻，坚持锻炼，症状可消失。这种方法之所以有效，是因为它改变了人们通常行走前后甩手摆肩的活动方式，将前后活动改变成上下左右活动，有利于缓解骨质增生，有利于血液循环，血脉流通。

屈膝团滚利于颈椎病康复

颈腰背痛是老年人的一种常见病症。引起这种病的原因很多，如长期弯腰工作腰肌过度疲劳，造成了慢性颈腰肌劳损；急性腰扭伤后没有及时治愈，留下了慢性腰背痛的病根；老年人脊柱骨质增生，压迫了周围的神经；腰背部受到风寒潮湿，引起了风湿性疼痛；缺乏体育锻炼的人，腰背肌肉过早萎缩退化等。经常腰背痛的人，吃药、打针、针灸、理疗等虽能减轻症状，但却除不了病根。而采用古老的团滚疗法，可以收到意想不到的效果。

其具体方法：仰卧在床上，两眼看天花板，屈膝屈髋，两大腿紧贴腹部。两手十指交叉，抱住膝盖下的两小腿，并将两小腿尽量向腹部压挤。身体便成了像不倒翁一样的圆团状。然后用力向左滚动，以左侧耳朵、肩膀、手臂挨着床为止，再回转身向右侧滚动，以右侧耳朵、肩膀、手臂挨着床为止，如此反复滚动 30～50 次，即感到浑身轻松，腰背部的疼痛减轻。每天早晨起床时及晚上睡觉时各滚动一次，便可收到很好的治疗效果。

屈膝团滚疗法的原理：屈膝抱腿使身体呈圆团状，能牵伸腰背部的肌肉达到舒展状态。在床上滚动时让腰背部的肌肉和床面接触，发生机械的按摩作用，肌纤维拉长，血管扩张，血液循环旺盛，运送到腰背部的养料和氧气增多，腰背部肌肉的抵抗力增强，牵伸开挛缩的肌肉和韧带，防止了瘢痕粘连和肌肉萎缩，维持了正常的腰背部功能，腰背痛的症状逐渐减轻或消失。此方法简便易行，没有副作用，有腰背痛的老年朋友不妨一试。

颈椎病患者如何练习床上颈项恢复操

1.躺在床上，双手抱住右腿，将右膝往胸部方向靠近，头往右膝盖靠近，停5秒，换另一侧，重复10次。躺在床上，双手抱住双腿，将膝盖往胸部方向靠近，头往膝盖靠近，停5秒，重复5次。

2.盘坐，身体前倾，上臂往前伸展，直到感觉拉到背部的肌肉，停5秒，要回复坐姿前，可先将手肘放在膝盖上，再慢慢将身体撑起，重复5次。

3.坐姿，两腿弯曲抱在胸前，下颌弯向胸部，再缓缓向后躺，前后滚动，放松，重复5次。

4.四肢跪在地板或床上，往胸部收紧下颌，使背部弓起，停5秒，放松，重复10次。

5.平躺在床上，使背部平贴在床面上，两腿靠拢，将膝盖转向右侧，停5秒，再将膝盖转向左侧，放松，重复10次。

6.平躺在床上，以双手支撑着腰部，慢慢将腿带过头部，直到感觉拉到腰部为止，放松，重复5次。

颈椎病患者腰背床上运动练习法

做腰背肌床上运动体操可增强腰背肌肌力，形成强有力的"腰围"，使紊乱的脊柱力学结构得到恢复。另外，床上腰背肌运动体操还能疏通气血，强筋壮骨，恢复脊柱功能，以及防止腰背肌僵硬。腰背肌运动体操的方法有多种，最常采用的方法是飞燕点水式和拱桥式。

1.拱桥式 患者仰卧于床上，两上臂自然放于体侧；双膝尽量屈曲，让臀部高高抬起，悬空保持 5 ~ 10 秒，然后轻轻放下，休息 5 ~ 10 秒，再做上述动作，如此重复做 10 次。每天运动两遍，从第 2 天起每遍增加 2 次，逐日递增，一直增加到 30 ~ 60 次。

2.飞燕点水式 患者俯卧于床上，手和上臂后伸，头后仰，使胸部离床；躯干和双下肢同时用力向后伸，膝不能屈曲，只让腹部着床，让身体成反弓状，在此姿势下保持 5 ~ 10 秒，然后上、下肢及头、躯干放下，贴床休息 5 ~ 10 秒，再做上述动作，如此重复做 10 次。每天可运动两遍，从第 2 天起每遍增加 2 次，逐日递增，一直增加到 30 ~ 60 次。

需要注意的是，床上腰背运动宜在硬板床上进行；运动量以运动后不感到疲劳和疼痛不加重为度，一旦运动后出现疲劳或疼痛加重，应停止 1 ~ 2 天后再增加运动量；持续时间为 3 ~ 6 个月，既不能操之过急，又不能随意中断，而要持之以恒。

颈椎病患者如何仿生康复

人们在日常生活中，为延年益寿采用了多种的保健方法，其中仿生保健法尤有效果，有兴趣者不妨一试。现将几种仿生保健法介绍如下。

1. 仿燕展翅膀 趴在床上，两臂靠在身体两侧伸直，然后头和肩以及双臂向后上方抬起，与此同时，双腿伸直向后上方抬高使整个身体像飞燕展翅，反复做 10 次，对腰背肌是很好的锻炼。

2. 仿猫提腰 每天清晨醒来后，趴在床上，撑开双手，伸直合拢双腿，撅起臀部，像猫拱起脊梁那样用力提腰，再放下高翘的臀部，反复 10 多次，可促进全身气血流畅，防治腰酸背痛等疾病。

3. 仿犬行走 像犬走路一样，将四肢着地，右手和左脚、左手和右脚一起伸出去移动身体前行。每天坚持走 20 步，可以防治由于长时间站立或行走而引起的腰痛、胃下垂、痔及下肢肿胀等。

4. 仿熊摇头 先低头以双手施压于头部，再往后仰至下颌突出，像熊那样左右摆动，此时亦以双手压着太阳穴；头部转动时，则以双手压着面颊。效仿熊头晃脑的动作，可促进颈部肌肉活动，缓解颈椎病及颈肩部肌肉疲劳。

5. 仿驼瑜伽 这是效仿骆驼动作和瑜伽姿势。首先，双手放在腰间，双膝跪在地上。然后慢慢地把上身后仰，仰至快要不能支撑时，就用双手握住双脚的踝部。保持这种后仰姿势，以腹式呼吸重复 3 次，此法使大腿和腹部的肌肉得到充分运动，预防脂肪沉积，有利于减肥。同时，由于腹肌绷紧，刺激了肠道，对防止便秘有效。

颈椎病患者常摇四肢益于康复

四肢经常活动，不仅锻炼四肢肌肉、筋骨，也能通过四肢运动促进内脏气血运动，增强体质。尤其是对脑力劳动者而言，一个埋头脑力劳动的人，如果不经常活动四肢，那是一件极其痛苦的事情。

具体方法：两手握拳，连同两肩，向前轮转，先由里向外下方转再由外向里上方转，如摇辘轳状，然后再反方向转，各转 24 次。也可以先左后右，如转辘轳状。平坐，提起左脚向前缓缓伸直，脚尖向上，伸直时，脚跟用力向前下方蹬一下，做 5 次后，再右脚做。这样做能舒展四肢关节。此法对中老年人预防肩周疾病，提高身体素质，具有极大的益处。

颈椎病患者练习"金鸡独立"有益康复

有一例颈椎病患者通过练习金鸡独立使她的颈椎病症状减轻了很多，她说："金鸡独立真的很有用，练了一段时间后颈椎病症状减轻了，之后手脚冰凉的感觉就没有了。还有，我的腰受过伤，怕凉，每天磕头 30 个，做了 3 天，腰酸痛的感觉也没有了，而且现在能够正常用脑工作了。"

练习金鸡独立的方法：将两眼微闭，两手自然放在身体两侧，任意抬起一只脚，试试能站立几分钟。关键是不能将眼睛睁开。这样调节自己的平衡就不是靠双眼和参照物之间的协调，而是通过调动大脑神经来对身体各个器官的平衡进行调节。在脚上有 6 条重要的经络通过，通过脚的调节，虚弱的经络就会感到酸痛，同时得到了锻炼，这根经络对应的脏腑和它循行的部位也就相应得到了调节。

这种方法可以使意念集中，将人体的气血引向脚底，对于高血压、糖尿病、颈腰椎病等诸多疑难病都有立竿见影的疗效，还可以治疗小脑萎缩，并可预防梅尼埃病、痛风等许多病症。对于足寒症更是效果奇佳。这是治本的方法，可以迅速增强人体免疫力。

颈椎病患者踢毽子有益康复

踢毽子，又叫"打鸡"。起源于汉代，盛行于南北朝和隋唐，至今已有两千多年的历史，是湘、鄂、渝、黔四省边境地区民间传统体育娱乐项目之一，深受该地区青少年儿童的喜欢。20世纪初，欧美近代体育传入我国以后，踢毽子仍为我国青少年喜欢的体育活动。北京、上海、广东、浙江、河北、湖南、福建、山东等省市都举行过规模较大的踢毽子比赛。

踢毽子以下肢肌肉的协调运动为主，功夫在脚上。锛、磕、拐、盘，转身稳步，起跳骗腿，前合后仰，在他人看来，就像欣赏跳舞。髋关节、膝关节、踝关节等，以纵轴为中心摆动，带动远端供血最困难、动作难度最大的部位，增强了肌肉的力量和相应关节的柔韧性。盘、拐、绕等动作，缝匠肌、腘肌、股肌等腿部肌肉得到锻炼；而锛、磕、落等，足背肌、足底肌的作用必不可少。至于花毽儿的一些高难度动作，像"雾里看花""苏秦背剑""倒挂紫金冠""外磕还龙""朝天一炷香"等，头顶、后背、脚跟、脚面等部位，腰肌、髋肌、臀肌，甚至胸肌、腹肌等都要参与。骨骼肌的动静脉短路大量开放，下肢血流的动力性平衡得到维持。既增强了肌肉、骨骼的运动功能，又有效预防了一些血液回流障碍性疾病，尤其是办公族罹患的下肢深静脉血栓形成性疾病。

长期低头伏案，颈椎前倾，疏于活动，容易得颈椎病；胸、腰等部位脊椎的生理弯曲失常，久之则拱腰驼背，成为所谓"办公室型体态"。踢毽子时，随着毽子的起落，脊椎各关节屈伸有节、有度，椎体的深、浅层肌及颈前、颈后肌等一张一弛的功能锻炼，避免了椎关节的僵化，增强了关节的稳定性，预防了颈椎病，修整了腰肢体态。踢毽子时双上肢有节律地摆动，运动了肩、背部肌肉、关节，对中老年人罹患的肩周炎，也有较好的防治作用。

踢毽子还可以防治"亚健康"状态。踢毽子要求人的思想高度集中。瞬间完成踢的动作，技术到位，动作准确，毽子才能遂心着意。大脑皮质势必建立起新的兴奋灶，转移思维，"换换脑子"。对于调节高级神经活动、缓冲心理压力十分有益。毽子虽小，娱乐和艺术等功能俱全，魅力十足。心到、眼到、脚到；反应要灵敏，动作要迅速，相互配合要心领神会。很多人把踢毽子又叫"走毽儿"。大家围在一起，你一脚，我一脚，飞舞的毽子牵动着所有人的眼球，调动着所有人的责任感，激发着所有人团结进取的精神；稍微不小心都会造成毽子起落中断。其间有说有笑，有喊有叫，有逗有让，气氛融洽、热烈；一旦落地，一片哗然，一片惋惜。心态的调整寓于小小毽子的腾飞起落。有效地防治了"亚健康"状态。踢毽子要求条件不高。晴天室外，雨天屋内，有"拳打卧牛之地"即可踢上几脚。

医疗体操有益于颈椎病康复

颈椎病医疗体操的目的与作用主要有两个方面：一是通过颈部各方向的放松性运动，活跃颈椎区域血液循环，消除淤血水肿，同时牵伸颈部韧带，放松痉挛肌肉，从而减轻症状；二是增强颈部肌肉，增强其对疲劳的耐受能力，改善颈椎的稳定性，从而巩固治疗效果，防止反复发作。但只有在各型颈椎病症状基本缓解或呈慢性状态时，方可开始进行医疗体操以促进症状的进一步消除及巩固疗效。症状急性发作期宜休息，不宜增加运动刺激。有较明显或进行性脊髓受压症状时禁忌运动，特别是颈椎后仰运动应禁忌。椎动脉型颈椎病患者颈部旋转运动宜轻柔缓慢，幅度要适当控制。

颈椎病患者如何练习颈项疼痛康复操

康复操可改善患者颈部的血液循环，松解粘连和痉挛的软组织。颈椎病康复操中不少动作对颈椎病有独特疗效，对无颈椎病者也可起到预防作用。

姿势

两脚分开与肩同宽，双臂自然下垂，全身放松，两眼平视，呼吸均匀，站坐均可。

1.双掌擦颈 十指交叉贴于后颈部，左右来回摩擦100次。

2.左顾右盼 头先向左后向右转动，幅度宜大，以自觉酸胀为好，做30次。

3.旋肩舒颈 双手置两侧肩部，掌心向下，双臂先由后向前旋转20～30次，再由前向后旋转20～30次。

4.头手相抗 双手交叉紧贴后颈部，用力顶头颈，头颈则向后用力，互相抵抗5次。

5.翘首望月 头用力左旋，并尽量后仰，眼看左上方5秒，复原后，再旋向右，看右上方5秒。

6.颈项争力 两手紧贴大腿两侧，两腿不动，头转向左侧时，上身旋向右侧，头转向右侧时，上身旋向左侧，重复10次。

7.放眼观景 手收回胸前，右手在外，劳宫穴相叠，虚按膻中，眼看前方，坚持5秒，收操。

颈椎病患者如何练习颈部哑铃操

颈部哑铃操既是一种医疗操，又是预防颈椎病的好办法，具体做法如下。

1.屈肘扩胸 两腿分立与肩宽，两手持哑铃自然下垂，两臂平肩屈肘，同时向后扩胸，重复12～16次。

2.斜方出击 两腿分立与肩宽，两手持哑铃屈肘置于胸两侧，上体稍向左转，右手向左前斜方出击，左右交替，各重复6～8次。

3. 侧方出击　两腿分立与肩同宽，两手持哑铃屈肘置于胸两则，左手持哑铃向右侧方出击，左右交替，各重复 6～8 次。

4. 上方出击　两腿分开与肩同宽，两手持哑铃屈肘置于胸两侧，右手持哑铃向上方出击，左右交替，各重复 6～8 次。

5. 伸臂外展　两腿分立与肩同宽，双手持哑铃下垂，右上肢伸直由前向上举，左右交替，重复 6～8 次。

6. 耸肩后旋　两腿分立与肩同宽，两手持哑铃下垂，两臂伸直向下，两肩用力向上耸起，两肩向后旋并放下，重复进行 12～16 次。

7. 两肩后张扩胸后伸　两腿分立与肩同宽，两手持哑铃下垂，两臂伸直外旋，两肩后张，同时扩胸，重复 12～16 次。

8. 直臂前后摆动　两腿前后分立，两手持哑铃下垂，左、右上肢伸直同时前后交替摆动，重复 6～8 次；两脚互换站立位置，同样摆动 6～8 次。

9. 头侧屈转　两腿分立与肩宽，两手持哑铃下垂，头颈部向左屈曲，达最大范围，再向右侧旋转到最大范围，左右交替，重复 6～8 次。

10. 头前屈后仰　两腿分立与肩同宽，两手持哑铃下垂，头颈部前屈，尽可能达最大范围；头颈部向后仰达最大范围，重复 6～8 次。

11. 头部旋转　两腿分立与肩同宽，两手持哑铃下垂，头颈部沿顺时针方向旋转一周，再向逆时针方向旋转一周，重复 6～8 次。

以上动作要轻柔，旋转动作因人而异，每天可做 1～2 次。

颈椎病患者如何练习挺拉转颈操

1. 预备式　身体直立，两脚分开，与肩同宽，两手自然下垂，脊背颈椎挺直，头顶悬，下颏收，两眼向前平视；全身放松，凝神定志，自然呼吸

3 分钟。

2. 挺拉　头猛力上顶，产生头部被上提之感，牵引上身挺直，而腰部下沉。同时双手用力向下拉伸，十指指尖用意插地。一挺一拉，操练 20 ~ 30 遍。

3. 转颈　头上顶，颈挺直，慢慢向左转动，脚跟提起，两眼后看，两手尽力下伸，十指用意插地。1 分钟后，恢复预备式。再向右转，操练 20 ~ 30 分钟。当头转正前方时，必须猛吸气，收腹、收肛、收外肾；头向两侧转动时，则徐徐吐气，松腹、松肛、松外肾，但松而不懈，注意力集中在颈椎。

4. 结束式　双手按摩头顶，向后拢发 10 次；双手掌心按摩颈部 3 分钟，然后从上到下摩脸 7 次。

颈椎病患者如何做舒颈操

1. 预备式　两脚平行站立，与肩同宽，两臂自然下垂，掌心向内，十指微屈，全身放松；双目微闭，舌抵上腭，鼻吸鼻呼，心平气和，排除杂念，注意力集中在丹田。

2. 双回气　双手翻掌，掌心向上，经体前缓慢托起，捧气似球，贯入百会。翻掌，掌心向下，经体前缓慢下落至丹田。双手沿带脉转至身后，掌心向外，再翻掌，经体侧双手捧气似球，贯入丹田，恢复预备式。

3. 点头　以颈椎为轴，带动腰椎，下颌前点、后收。前点后收为 1 次，操练 99 次。前点时双脚十趾稍用力抓地，后收时头部尽量向后仰。

4. 转颈　以颈椎为轴，带动腰椎，按顺时针方向缓慢旋转 180°。头部旋转一周为 1 次，共 99 次。再逆时针方向旋转 99 次。

5. 甩手　双臂自然摆动。摆动时，双手十指微屈下垂，先稍用力，将双臂往后甩去，然后随其自然摆回，做到上虚下实，前松后紧。前摆时，双脚十趾抓地；后摆时，两脚跟稍微提起，双臂尽量向后甩出，头尽量后仰。前后摆动为 1 次，共 99 次。

6. 摆手　摆手时，身体右转 45°，右手摆至背后，左手摆至右肋。再身体左转摆臂。左右摆动为 1 次，共 99 次。

7. 拍打　先将腰部左摆，带动左臂屈肘向后，左手叩拍命门穴，掌心朝外，右臂屈肘上摆，左右上摆，右手拍打左肩肩部，拇指的根部接触左颈项部。再将身体右转摆臂，左右交替拍打为 1 次，共 99 次。

8. 结束式　翻掌，掌心向上，深呼气，边吸气边双手经体前托起，捧气似球，贯入百会。呼气时，掌心转朝下，经体前缓慢下落至丹田，双手自然下垂。然后吞津 3 口，双目睁开，平视前方。

颈椎病患者的康复强脊操

两脚开立，与肩同宽，两臂自然下垂。

1. 左顾右盼　吸气时，身体端正不动，头颈缓缓向左侧旋转，直到能看到肩部，颈部有酸胀感，保持 3～5 秒；呼气时，头颈转正还原。左右旋转为 1 次，操练 5～10 次。感到颈项部发热酸胀后还原。操练 5～10 次。

2. 左右牵引　吸气时，身体端正不动，头颈向左侧缓缓侧屈，右臂下沉，直到右颈部有牵引感，保持 3～5 秒；呼气时，头颈转正还原。左右侧屈为 1 次，操练 5～10 次。

3. 前点后收　两手叉腰，以颈椎为轴，下颌前伸、后收画弧。吸气时，前伸使颈后部有牵引感；呼气时，后收使颈部出现上拔感。前点后收为 1 次，操练 3～5 次。

4. 项臂争力　两手十指交叉，放于头后枕颈部。头颈上抬，两手下压，两力相争,静力对抗 5 ~ 10 秒,感到颈项部发热酸胀后还原。操练 5 ~ 10 次。

5.头项旋转 两手叉腰。以颈椎为轴,头顺时针缓缓环绕 5 ~ 10 周,再逆时针环绕 5 ~ 10 周。

6.颈旋拍肩 当头腰转向左侧时,右手向左上摆,掌心拍击左肩背;左手向后摆,掌背叩打命门穴。左右交替拍打为 1 次,操练 5 ~ 10 次。

7.按压风池 两手放在头后枕部,双手拇指第一节掌指面按于同侧风池穴,向上用力,顺、逆时针各旋转按压 8 次。

8.搓颈舒筋 两手搓热,左手掌贴于颈后部,右手掌叠于左掌上,两掌合力来回搓擦颈项部 10 ~ 20 次,再换手搓擦 10 ~ 20 次,以颈项部微热为佳。

利于颈椎病康复的八段锦

锦字从金,形容贵重。锦帛是古代颜色鲜美之物。因为这种功法可以强身益寿,有如展示给人们一幅绚丽多彩的锦缎,故称为"锦"。八段锦就是古人创编的八节不同动作组成的一套医疗、康复体操。八段锦在我国民间流传十分广泛,一般认为是南宋初年由无名氏创编。由于八段锦动作简单,易学易练,并在实践中不断加以修改、创新,又演变出许多种类,如岳飞八段锦、十二段锦、自摩八段锦、床功八段锦、坐势八段锦等,各有特长。八段锦功能柔筋健骨、养气壮力,可以行气活血、协调五脏六腑功能,男女老幼皆可锻炼。现代研究也已证实,这套功法能改善神经体液调节功能和加强血液循环,对腹腔脏器有柔和的按摩作用,对神经系统、心血管系统、消化系统、呼吸系统及运动器官都有良好的调节作用,是一种较好的运动方法。练习方法如下。

1.双手托天理三焦　立正，两臂自然下垂，眼看前方。两臂慢慢自左右两侧向上高举过头，十指交如翻掌，掌心向上，两足跟提起，离地1寸；两肘用力挺直，两掌用力上托，两足跟再尽量上提，维持这种姿势片刻；两手十指分开，两臂从左右两侧慢慢降下，两足跟仍提起；两足跟轻轻落地，还原到预备姿势。

2.左右开弓似射雕　立正，两脚脚尖并拢。左脚向左踏出一步，两腿弯曲成骑马势，上身挺直，两臂于胸前十字交叉，右臂在外，左臂在内，手指张开，头向左转，眼看右手；左手握拳，示指向上翘起，拇指伸直与示指呈八字撑开，左手慢慢向左推出，左臂伸直，同时右手握拳，屈臂用力向右平拉，作拉弓状，肘尖向侧挺，两眼注视左手示指；左拳五指张开，从左侧收回到胸前，同时右拳五指张开，从右侧收回到胸前，两臂十字交叉，左臂在外，右臂在内，头向右转，眼看右手，恢复到立正姿势。

3.调理脾胃举单手　站直，双臂屈于胸前，掌心向上，指尖相对。先举左手翻掌上托，而右手翻掌向下压，上托下压吸气而还原时则呼气。左右上下换作8次。

4.五劳七伤往后瞧　自然站立，两臂自然下垂。慢慢向右转头，眼看后方，复原，成直立姿势；再慢慢向左转，眼看后方，复原。

5.摇头摆尾去心火　两腿开立，比肩略宽，屈膝呈马步，双手扶膝上，虎口对着身体，上体正直；头及上体前俯、深屈，随即向左侧做弧形摆动，同时臂向右摆，再复原成预备姿势；头及上体前俯，深屈，随即向右侧做弧形摆动，同时臂向左摆，复原成预备姿势。

6.两手攀足固肾腰　两足平行并立与肩宽，双臂平屈于上腹部，掌心向上。然后向前弯腰，翻掌下按，掌心向下，手指翘起，逐渐以掌触及腰背，前俯呼气，还原吸气。

7.攒拳怒目增气力　两腿开立，屈膝呈骑马势，两手握拳放在腰旁，拳心向上。右拳向前方缓缓用力击出，臂随而伸直，同时左拳用力紧握，左肘向后挺，两眼睁大，向前虎视。

8.背后七颠百病消 两腿并拢，立正站好。两足跟提起，前脚掌支撑身体，依然保持直立姿势，头用力上顶。足跟着地，复原为立正姿势。

八段锦除有强身益寿作用外，对于头痛、眩晕、肩周炎、腰腿痛、消化不良、神经衰弱诸症也有防治功效。练八段锦可根据自己的体力条件，选择坐位或站位。动作近似现代徒手体操，易学易练。做动作时注意配合呼吸。

颈椎病运动治疗的4个注意事项

许多运动爱好者是在运动中发生颈部损伤引起颈椎病的，这是因为椎间盘具有缓冲暴力、减轻震荡的作用，如果运动方法或用力不当，诸如跑跳或负重等体育运动时，易使纤维环受压，发生退行性改变，引起破裂，使髓核脱出，压迫神经根。因此，恢复期颈椎病患者必须注重运动准备。为了更好地避免运动中损伤颈部，加重颈椎病症状，一般要求做到以下几个方面。

一是头部旋转幅度过大。医学研究证明，人体头颈部直立不动时，两侧椎动脉在横突孔内直线上升，而枕部椎动脉则扭曲较大。因此颈部活动时枕部椎动脉受影响较大，而在有病理变化时，椎动脉亦可受到影响。

由于颈部旋转动作主要发生在寰枢关节，因此旋转时该部椎动脉可以极度扭曲，此时，正常椎动脉也可在寰枢关节水平被阻塞，有动脉硬化和血液黏稠度增高的人则易发生脑缺血症状。进一步研究还表明，当头部转向一侧时，主要是对侧椎动脉在寰椎水平发生严重绞窄阻塞，而同侧第6和第7颈椎之间的血流也可短暂受阻，但正常人可以从大脑动脉环获得补偿，故无不适。只有当一侧椎动脉已有某种病变，如动脉畸形、硬化、骨刺压迫、椎枕肌群痉挛压迫等情况时，另一侧椎动脉再因头颈转动而受压或发生痉挛，脑部血供无法代偿时，才会出现各种不适症状。所以，锻炼颈椎时，若大幅度旋转颈椎，会对健康造成极大的伤害。

二是制订运动处方。所谓运动处方，其完整概念可以概括为："根据医学检查资料，按其健康、体力及心血管功能状况，结合生活环境条件和运动爱好等个人特点，用处方的形式规定适当的运动种类、时间和频率，并指出运动中的注意事项，以便有计划地进行经常性锻炼，达到健身或治病的目的。"运动处方是由世界卫生组织(WHO)提出并得到国际公认的一种健身计划，是指导人们有目的、有计划地进行科学运动锻炼的重要手段。运动处方一般分为治疗性、预防性和健身健美性3种，其中，治疗性运动处方最好由专业医师或体疗师帮您制订，后两种的主要目的是增强体质、预防疾病，提高健康水平和运动能力，颈椎病患者可以根据自身的体质和健康状况自行设计。

三是运动前要热身。运动前的热身有利于颈椎病患者的运动防护，防止出现新的运动损伤。很多人轻率地认定：做不做热身运动无关紧要，这是错误的观点。尚未运动开的肌肉很容易扭伤，因为肌肉还没有做好充分的准备以承受突然性的大动作。而热身动作可以提高肌肉的适应性，使关节变得灵活易动。所以在进行运动之前，要有充分的准备活动。无论何种方式的运动，在正式开始前均应对脊椎、四肢进行由小幅度到大幅度、由慢到快的准备活动，以全身充分活动、四肢关节灵活为度。颈椎病患者最简单的热身办法是轻松慢走，从适当的速度开始，5 ~ 10分钟后再慢慢加速。

四是忌练习退步走。退步走是以连续向后退步为主要动作，治疗腰痛的一种方法。因为退步走是人体的一种反向运动，所以它消耗的能量比散步和慢跑大，对腰臀、腿部肌肉锻炼效果明显。退步走不受年龄、性别和体质强弱的限制，不需任何器械，亦不受场地制约。此法具有锻炼腰背部肌肉、增强肌力、加强脊柱稳定性和灵活性的作用，是治疗腰肌劳损较好的一种方法。此法来源于我国传统的健身术——太极拳等。但退步走对于颈椎病患者来说，则不太适宜因为颈椎病患者多存在有椎－基底动脉供血不足的表现，患有这些病时，极易在倒行过程中转头看路时诱发头晕，甚至昏厥、跌倒。还有些颈椎病患者，倒行时向后仰头而使颈椎动脉受压，导致头晕跌倒造成骨折。

六

颈椎病的情志治疗

　　情绪是心理的自然反应，与疾病有密切的关系。良好乐观的情绪可以保持正常免疫系统功能，提高抗病能力。相反，不良情绪可导致很多疾病，造成免疫系统低下，不利于患者康复。中医认为肝主疏泄，肝主情志。负面情绪会导致肝的疏泄功能失常，经络的气血则欠畅通，气机郁滞，导致不通则痛，而诱发颈椎病。相反，长期受颈痛困扰的患者亦会因为疼痛而影响情绪，可能出现情绪暴躁、低落，日积月累可导致抑郁或精神紧张等问题。故此治病的同时，要留意患者的情志素质，必要时作适当心理辅导，正如《黄帝内经》云："精神不进，意志不治，故病不可愈。"

颈椎病的情志疗法

　　临床上常见患者心情良好时，颈椎病症状会减轻；心情差时，颈椎病症状会加重。因此，颈椎病患者常保持心情开朗是非常重要。

认识疾病，积极治疗

　　颈椎病患者由于对疾病缺乏认识，容易造成心理紧张，并可能因此而影响治疗。骨骼会随着年龄增长有一定程度的退化，颈椎病是其中一种正常退行性变，只是各人的症状轻重表现不一样，会受人体内、外因素左右。正确认识颈椎病可帮助颈痛人士树立信心，使患者及时求医，患者亦对治疗方法有正确理解，积极治疗疾病。

消除悲观心理

长期受颈痛困扰人士可能会觉得自己是不幸的一群，而且颈痛病情导致患者出现悲观心理。家人或亲朋好友可以给予患者关心和开导，消除患者的负面心理。亦可以带患者听音乐、看电影等娱乐活动，以分散患者的注意力。

患者受长期疾病困扰可能会发展成其他疾病，例如继发性抑郁病，故患者初期患上颈痛时应及早治疗和及早关怀患者，协助他们治疗疾病，减少患者的不良心理影响。

消除急躁情绪

一些慢性颈椎病患者颈痛可能反复发作，导致他们的情绪较为急躁。而慢性颈椎病治疗上也需要一段相应长的时间，方可巩固疗效。欲速则不达，应让患者知道，过分急躁，随便换医生，只会影响疗效。

治疗后原有的症状如未获得理想的缓解，这除了与治疗有关的诸因素外，亦与患者的心理作用有关。尤其是对各种神经精神症状、肢体瘫痪和语言障碍等，可适当加以暗示以促进其恢复。

颈椎病患者要学会自我放松

培养兴趣，分散注意力

长期受颈痛困扰的人会把注意力集中在颈部，结果会令其情绪更加低落。患者可以培养自己兴趣，例如听音乐、唱歌、游泳、球类活动等。

音乐不仅能够表达人们之间的思想感情，陶冶人们的情操，还可影响人的情绪，并能利用物理作用来治病。音乐的种种音调和旋律，可以不同程度地对人的情绪产生共鸣，从而影响大脑皮质，促进人体分泌一些有益于健康的激素、乙酰胆碱等活性物质，从而调节血流量及兴奋神经细胞。

如果能参与群体活动更好。其好处是可以锻炼患者身体，身体素质提高后，对于颈痛发病的程度、频率及复发有一定帮助。培养兴趣亦可以分散患者的注意力，不要把注意力都集中在病痛上。

随遇而安，不宜过求

临床上有不少老年人向医者要求自己像年轻时的骨骼活动自如、动作轻盈；或者，他们会要求医者一两次就医好自己长达几十年积累的颈痛。当达不到他们的目标时，往往只会给自己增添压力。压力过大，则肝失疏泄，令疼痛加重。故此，患者应定下合理的目标，按自己的目标逐渐达成。

主动交往，快乐解郁

人与人在社会中会互相影响，患者应该得到别人的帮助、安慰和理解，就算身体受苦，心灵也可得到滋润。相反，不愿与人来往的患者只会越来越孤独，甚至抑郁成疾。

互相鼓励

如果你的亲朋好友患上颈痛而背负沉重的心理负担，要鼓励他们相互交流对疾病的认识，讨论治疗与防护的体会。此办法可以帮助他们消除不必要的心理负担，使其得到了安慰，从而免除其在治病过程上的孤单感。

花茶医肝郁

花茶种类很多，效果各有不同。花茶药效较平和，适合于日常饮用。当肝郁症状出现，如胸胁苦闷，常常叹息，心情不舒时，可用玫瑰花 5g，温开水泡 10 分钟，有疏肝解郁、活血化瘀的作用。

七

怎样预防颈椎病

虽然颈椎退化是个必然过程，但是颈椎病是可以预防和治疗的。在未病时积极保护颈椎，能够延迟颈椎病的出现、发展。

因此，早预防、早发现、早治疗，有利于对颈痛人士的治疗和康复。

预防颈椎病的注意事项

颈部是连接人体头部与躯干部的枢纽，而且颈椎是脊柱活动较大、较灵活的部分。平时如果生活中不加注意，容易引起颈椎急性和慢性损伤，从而促进了颈椎的退行性改变。

避免过劳

现代人生活节奏紧张，户外活动减少，一些都市病接踵而来。例如长期伏案工作、学生长时间温书学习、低头使用手机、通宵打麻将等，都会令颈椎固定在前屈位置，颈椎周围的肌肉及软组织会发生痉挛性改变，导致颈椎生理弧度变直、骨质增生、颈椎间盘退变等问题。因此，当长时间低头时应注意颈部休息，可作简单颈部运动以舒缓颈痛。

预防颈部受伤

颈部外伤容易使人忽视。一般的外伤虽然不足以引起颈椎损伤，但可能会导致颈部软组织损伤，令颈椎失去稳定性，从而加速了颈椎间盘退变、颈椎骨质增生等。以下列举一些日常生活中预防颈部受伤的例子。

· 当紧急刹车时，颈部会因惯性继续向前冲，而造成颈椎出现"挥鞭样"损伤，则有机会压迫脊髓。所以乘客在车上不宜打瞌睡，避免颈椎意外受损。

· 在运动课上，学生未做好热身运动而做难度较高的动作，如倒立、侧手翻动作等，或动作不正确而损伤颈椎。

日常生活中诸多受伤例子在此难以一一列举，但是可以从以下几方面避免：设法避免各种工伤、交通意外或生活上受伤。要在工作环境、运动训练、交通工具上加上安全保护措施。乘车时应系上安全带，以防止突然刹车时所造成的损伤。一旦头颈部受到外伤时，应及时求医，以免延误了病情。

减少提重物

提重物时，重力会透过肩部肌肉的收缩转移到颈项部，使颈部负荷加大。日积月累，长期负重时，会使颈肩肌肉痉挛、受损。若颈椎已正在退化，提重物则会加促颈椎病恶化，如颈椎间隙缩小，会导致血管、神经进一步受压。因此，人们在日常生活中应避免提重物。如果工作上需要经常搬运重物，应尽量争取休息机会，预防颈椎病恶化。

注意颈部保暖

中医学认为痛症与寒冷关系密切。经络受寒邪侵袭，寒性收引，导致不通则痛。秋冬季节，不要因衣着美观而忽视了颈部保暖。从西医角度看，寒冷会引起皮下、肌肉血管收缩，局部软组织供血欠佳，淋巴液回流受阻，组织出现水肿、粘连等一系列病变。患者会出现畏寒发凉、肌肉绷紧僵硬、颈痛等症状。

日常生活中，有很多原因致使颈部受寒，例如工作环境、交通工具中的空调等，因此，人们必须注重颈部的保暖。日光浴是颈椎病患者另一选择。人们可借助太阳来增加身体的阳气，使寒邪散发。从西医角度讲，日光可活跃机体细胞，增强体内血液循环，促进新陈代谢，具有解痉镇痛的功效。日光浴四季都可进行。初次日光浴不宜过长，可由 10 分钟逐渐增加至 1 小时。日光浴后，颈部暖和了，局部血液循环亦得到改善，从而修复已损伤了的颈部组织。

积极治疗咽喉部疾病

咽喉部疾病是常见病之一，一旦出现咽炎、呼吸道感染等，炎症可以经淋巴系统扩散至颈部，导致颈痛、颈肌痉挛，令颈椎失去稳定性，诱发或加速颈部病变。日常生活中，避免患上咽喉疾病的方法有很多，现举例如下。

· 少食煎炸油腻辛辣食物。一些性味温热的食物亦应少食，如胡椒、生姜、牛肉、羊肉等。

· 忌烟酒。吸烟及饮酒对咽喉部有一定的刺激性，生活中应该多饮水，多运动，戒除生活中的坏习惯。

· 忌停留在人多拥挤的地方。一些咽喉部疾病是透过人体飞沫途径传播的。如果自己处于"感冒"状态，出现怕风寒、鼻水初起、头痛，就不宜前往人多拥挤的地方，应注意休息。

若出现了急、慢性咽喉炎，应及时诊断及治疗，以减轻炎症及并发症，防止诱发颈痛。从中医角度来看，"正气存内，邪不可干"。如果人体经常感冒，证明自身正气不足，生活上尤应加以注意，平时应早睡，注意休息，或配合中药汤水进补。

早上梳头，保持气血通畅

中医谓头部为"诸阳之会"，头部是身体阳气会聚的地方，保持头部气血通畅有助于预防颈痛头痛。头部的表层有枕大神经，颈椎病所致的后头痛多由枕大神经受刺激引起。早上梳头，可以对头皮起按摩作用，放松枕大神经。怎么梳法才对颈痛有预防作用呢？

首先，要选好梳子。以牛角梳、玉梳、木梳较宜，而且梳齿宜宽大，用以上梳子梳头时，才能对头皮有按摩作用而不过度拉扯头发。其次，梳头时，要注意头部全面梳及，从前发际梳到后脑发根处，左右两侧亦要梳及。最后，梳头的时间要每次至少 5 分钟，力度要平均，从小到大，或直到头皮有微温感觉。梳头是一种简便、便宜、预防颈痛的好方法。

及时更换湿衣

中医谓湿邪为六淫之一，属阴邪，性质重浊而黏腻。湿邪分为外湿及内湿，外湿由于气候潮湿、涉水淋雨、湿衣困身、坐卧湿地等引起；内湿由于食伤脾胃，或外湿传里，脏腑失调等。湿邪容易侵袭经络、肌肤和关节等处，也可以由表入里，困阻脾胃，阻碍脾胃运化。湿邪对颈痛有什么影响呢？中医有"湿留关节"之说，关节受湿邪困阻，局部气血欠通畅，故不通则痛。

在夏季，雷雨较多，天气潮湿。如果衣服湿透，应快换干衣，而且室内开空调，避免感受外湿。在冬季，虽然气候较干燥，但是体力劳动者，或工作在湿冷环境的人亦需小心，容易感受寒湿，容易引起关节痛或使旧疾复发。

注意足部保暖

寒冷时，双腿保暖也很重要。特别是女性，不论四季都想展现修长的腿部，却因此容易患上膝痛、踝关节痛、下肢痹痛、足底跟膜炎等疾病。中医有"寒从脚下起"的说法，原因是下肢的阴经经脉集中于足下，而聚于足心，且双脚与地面接触，脚部散热温度速度比全身其他部位更快，经脉容易受寒气的侵袭而致病，引发颈痛。因此，日常生活要注意足部保暖。以下介绍暖足方法：

·在家中要穿拖鞋，特别是冬季；

·在寒冬可以用暖水泡脚，用约 50℃温水浸过踝关节，浸泡 10 分钟，可使双脚御寒；

·睡觉时脚不能露在被外受寒；

·天气过冷时可穿袜子睡觉。

阳气对身体的作用

根据中医阴阳学说，阴与阳是对立，阳气有温煦身体、推动脏腑功能、卫外固密的作用。阳气不足，即阳虚，可以出现四肢冰冷、头晕、自汗出、泄泻、阳痿等症状。

生活习惯防治颈椎病

随着社会经济的不断发展，人们生活水平的日益提高，健康问题也越来越受到人们的重视。工作中，由于工作繁忙、工时长、压力大，加上工作姿势不良，肌肉容易长期处于绷紧状态。因此家居环境应多加注意，提高家居的安全意识，有助于预防颈部长期劳损，避免颈椎病。安全的家居设置是构成颈椎健康管理中重要的一环。

睡眠

睡姿 人的一生中约有1/3的时间在睡眠中度过。睡眠姿势的正确与否，将对人体健康造成很大影响。颈痛患者应尽量避免俯睡，以避免颈部过分转动，否则容易引起颈部肌肉、韧带、关节等的劳损和退行性改变而导致颈部疾病的发生。

俯睡 会压迫胸前，而影响肺呼吸，加重心脏负担。俯卧时，头部势必旋转90°，颈椎受强力扭转，增加颈部肌肉紧张，加速颈椎退化。故俯卧位不是适宜的睡姿。

侧卧 会压迫一侧三角肌及腋窝，导致软组织供血障碍。臂丛神经的血液循环受阻，引起上肢麻痹。如果是肩周炎患者，侧卧会因血液循环障碍导致病情加重。长期侧卧亦可能会导致脊椎侧弯。长时期侧卧位固然带来坏处，但短暂及轮流的侧卧位并没有坏处。事实上，当人进入睡眠状态时，身体也自然转换睡姿。

仰卧 一般以仰卧的睡姿较好，它有利于四肢自然伸直，使全身肌肉放松，有利于疲劳的恢复。

预防措施 一些不良的睡觉习惯应该戒除，例如睡在工作台上、交通工具上等，可以减少落枕发生，预防颈部慢性劳损，防止及减少颈痛发作。

合适的枕头 颈椎生理弧度的改变是造成颈椎病的原因之一。当人熟睡后，颈部肌肉会处于松弛状态，只靠椎间韧带及关节囊稳定颈椎之间的正常关系。选用正确的枕头有助于预防颈痛，也有助于维持较高质量的睡眠，来应付白天2/3的时间。

俗语说："高枕无忧"，但高枕却是对人有害。正常的枕头高度应该为8～12cm，要因每个人的生理特点而定，约与个人拳头等高。如枕头过低，会造成颈椎过度后仰，致使前倾弧度加大，不单加大了颈椎前方的韧带（前纵韧带）的张力而产生颈部疲劳，甚至可引起颈部肌肉的慢性损伤。

如果不用枕头仰睡，头枕顶部形成支点，使颈椎弧度减小，甚至反张，造成椎间关节的劳损或错位，加速了颈椎的退行性变。如枕头过高，会造成颈椎前倾，影响了正常的颈椎生理弯度，压迫椎动脉及颈神经，出现颈部酸痛、头痛、头晕、耳鸣等问题，并促进了颈椎骨刺的形成。

枕头的宽度方面，应超过自己肩宽的 10 ~ 20 cm。如果不够宽度，翻转身体时，枕头便不能支撑头颈，或会造成落枕。枕头不要放在后枕部，以免抬高头部，使颈肌疲劳；要放在颈的后方，以维持颈椎前曲弧度。枕头质料要软硬适中，过硬会使颈肌紧张，影响颈肌在睡眠时放松。如果过软，会使枕头失去对颈和头的支撑。

合适的床铺 如果床铺过于柔软，会因人体的重量而形成床铺中间凹陷而四边高的情况，欠缺了承托，则增加了腰背肌肉的张力。同时，柔软的床铺亦会使头颈部的体位相对增高，如同用了较高的睡枕一样，直接影响了颈椎的生理弯度，长期下去则会促成了颈椎病形成，造成颈痛。颈椎病患者对床铺的要求是要有较好的透气性，以及能符合人体各部的生物力学要求，以有利于保持颈椎、胸椎、腰椎的正常生理弯度，维持脊柱的平衡状态。

姿势

人们在日常生活、学校、工作中需要各种不同的活动和姿势，其正确与否对人体有着重要的影响。不良的颈部姿势是导致颈痛的常见原因。长期颈部姿势异常导致肌肉拉伤、椎间盘突出症、关节炎、神经挤压和不稳定。因此在日常生活中要及时纠正不良颈部姿势，可减少颈椎的劳损退化、颈痛的发生。

定期远眺 当长时间视力维持在短距离，尤其处于低头状态，既影响到颈椎，又容易导致视力疲倦及加深近视。因此，每当伏案半小时，应站立靠窗远眺维持半分钟，双眼尽量望向远处，待颈部及视力疲劳好转后再继续工作。如果是通宵看书或工作者，晚上看不见远处时，可以开窗仰望夜空，既可以保护颈椎，又可以呼吸新鲜空气。

定期转换姿势

长时间固定在相同姿势，例如打麻将、看书、用手机，应该每半小时活动全身片刻。因为长期处于颈前屈位时，颈椎间盘所承受的压力较大。如果在颈前屈位再加以扭转、侧屈等动作，则会促进了颈椎骨刺的形成。对于职业需要头颈部经常向一个方向转动的人，应每半小时让头部向相反方向运动。运动时动作要轻柔、缓慢、重复多次，达到该方向的最大活动范围，可以消除颈部疲劳。颈痛者可根据自己的喜好、工作环境采取活动方式，例如保健操、散步或配合自我按摩，则有利于颈肌耐劳及预防颈椎病。

调整书桌、椅子合理高度

如果书桌或工作台过高，颈椎会处于后伸位。相反，如果书桌或工作台过矮，颈椎会处于前屈位，后者在日常生活中较多见。因此，必须注意，不论在家中或办公室，调整桌椅以合乎颈椎、胸椎、腰椎的生理弯度，特别是颈椎。长期伏案工作者，可选择制定一张与桌面成$10°$ ~$30°$ 斜面的工作板，使颈部前屈减少，对颈部保护有一定帮助。

注意坐、站、行姿势

正确坐姿及注意事项

· 椅子高度不要太高，否则双脚离地。正确椅子高度应该使双脚贴地，而且膝关节形成的角度约$90°$ 。

· 选择高度适中、稳固及能支撑背部的椅子，避免出现驼背、弓腰。

· 使用电脑时，屏幕应放置于视线水平或微低于水平，避免长时间低头工作。

· 避免长时间坐着。不要长时间低头工作，如长期阅读、编织等，以免过劳及对颈部造成压力。

· 书桌或工作桌的高度要适中，使颈部不必前倾。颈和背部要挺直，双脚平放地上。

· 不要坐在椅上打瞌睡，感到疲倦时应在床上休息。

· 在疲劳或痛楚出现之前，应定时转换姿势，或不要停留在令颈部疼痛的位置。

正确站姿及注意事项

· 从正面看，正确站姿为两肩、两臀、两膝水平应该在同一水平。

· 胸部挺起，腰背靠直，收腹。两脚直立，两脚距离与骨盆宽度相等。全身的重力便会透过脊柱、骨盆平均传向两下肢，再传向足底。

· 从侧面看，正确站姿可呈现一条垂直直线，贯穿于耳、肩、臀部、膝的中心。

· 从后面看，正确站姿时头部中间与脊柱成垂直一条线。

· 想知道自己是否正确可阅读"自我照镜检查姿势"。

· 如果知道自己有不良站姿，可透过以下锻炼纠正：腰背部贴墙站立，下颌向内收，挺胸，轻轻收缩腹肌。腰背部与墙之间以伸不进手为限，同时保持身体正立位。每次练习 5 分钟，每日 3 次，直至站姿有改善为止。

正确行姿及注意事项

· 头颈中立位，双目前视，下颌微收。

· 步行时，两手自然地放于两侧摆动。

· 步行时不要含背，如不清楚自己是否含背时，可让身边的人协助观察。

· 左右步伐大小一致，脚的方向与步行方向相同。

· 老年人的步伐以缓慢为宜，因为老年人易患上骨质疏松，跌倒、骨折。老年人因跌倒而骨折的常见部位为脊椎、股骨和桡骨远端（前臂骨）。

姿势注意事项

· 每日注意自己姿势是否正确，时常保持颈椎、胸椎、腰椎的生理弯度。

·体重适中，不要肥胖。肥胖会使背肌负荷增加，改变正常姿势。

·不要固定同一姿势过长时间，否则会使肌肉疲劳。注意休息或做舒缓动作。

·定期做有氧运动可锻炼肌肉以维持正确姿势。

·提起重物时，可使用双手负重以平衡身体，较单手负重为好。

·女士避免穿高跟鞋，避免影响到足弓作用的发挥，而影响站立姿势。日常生活中应多穿平底鞋，而且应注重舒适健康，美观为次要。

不良姿势带来的祸害

人们应时刻保持良好的姿势，长期的不良姿势会对身体造成祸害。

·椎间盘失去弹力，易引起椎间盘突出，出现颈腰腿痛。

·椎体易受压迫、退化、骨质增生，当骨质增生压迫神经血管时，会出现疼痛、麻痹、头晕等。

·肌肉失去弹性，肌肉容易疲劳。

·发育中可导致脊柱侧弯，继而出现高低肩，一侧背肌绷紧，侧弯角度严重会压迫心、肺。

自我照镜检查姿势

人们可面对镜子，留意以下问题，自我检查站姿是否正确。

良好姿势	不良姿势
头是否放正？	头有倾前或倾侧吗？
两肩是否同一水平？	有没有高低肩？
两手与躯干之间是否等同距离？	距离是否不一？
两盆骨是否在同一水平线？	盆骨有没有一高一低？
两膝是否向前？	膝头有指外边吗？
两踝关节与身体中线是否等同距离？	距离是否不一？

家务

日常中的家务有很多，譬如煮饭、抹窗、扫地、吸尘、洗衣，难以一一说明每一种家务对脊椎的影响及需要注意的地方，在此只以洗衣及煮饭为例。

虽然现代科技发达，洗衣机已逐渐成为家中的必需品。但是，仍有一些情况需要手洗，例如脱色衣服，或怕衣服"缩水"。手洗的时候，人们便要注意姿势了。用洗衣盘或洗衣板时，可用胶筒或胶椅垫高，避免长时间坐下弯腰含背屈颈地用手洗衣服。洗衣完成后，可以先左右转动颈及腰，再以手扶附近可借力的东西缓缓起身。不要洗衣后立即站起，避免颈腰肌突然扭挫伤。

煮饭占用了成年人很多的时间，特别是家庭主妇。由于多数家庭厨房台及洗手池设计偏低，故煮饭中很多过程如洗菜切菜、洗米等烹调工作只能够在站立弯腰屈颈下完成。日积月累，颈肌、腰背肌会容易疲劳，会出现酸软或疼痛。要避免在煮饭过程中得肌肉劳损，可以从注意休息及调整姿势两点着手。休息方面，如果弯腰烹调一段时间，应把腰颈后伸，做相反的方向动作，亦可做一些颈腰舒缓动作。调整姿势方面，切菜切肉时可选用适当高度的椅子坐下。而洗米洗碗则可以用硬物垫高洗手盘，可以避免颈部过分前倾。除了借助外物调整姿势外，还可以自我调整不良姿势。当主妇们在厨房台工作时，腰部应尽量保持伸直，然后双手伸直工作，体重均衡地放于两脚，可以让腰肌处于较松弛的状态。

梳洗

城市人生活节奏紧张，分秒必争，早上梳洗匆忙，忽略了正确姿势。错误的梳洗动作对人们有什么影响呢？

人的身体经过睡眠后，肌肉、关节、韧带会处于较僵硬状态。早上人们弯腰梳洗，进行洗面、刷牙等动作时，脊椎会处于前倾位置，就会对脊椎间盘、关节囊、韧带构成较大的压力。如果不想因姿势不良导致颈腰背痛，需要注意以下 3 点。

· 早上起床后做早操，可令原本僵硬的身体开始活动起来。可以先活动颈腰，作颈部及腰部作前屈、后伸、左右旋转动作，再活动四肢，把四肢各关节活动舒展一下。早操做 1 分钟就足够了，但是一定不能忽略了这 1 分钟的早操。它是为了人们应付一整日的劳动作准备的。

· 当人们站着梳洗时，自然会因面盆低位而弯腰屈颈。如果人身高变矮，自然可减低弯腰屈颈的程度。但人当真变矮是不可能的，如果把膝盖稍屈曲下蹲，再把腰颈向前，腰颈的屈曲便会变得可以承受了。

· 洗面盆的高低应考虑使用者的身高，设计的高度不宜过低。洗面盆过低会致使腰椎过度前弯，而加重腰骶关节的负荷。同时颈椎亦要前屈，加重了颈椎间盘的压力，从而增加患颈椎病的风险。

空调

空调对人的影响

夏日炎炎，在室内家居开空调是一大享受。但是，如果逗留在空调房间的时间过长，或空调吹风方向不当，会直接影响人的健康。

从中医角度来看，空调的风属寒气，寒为阴邪，是六淫（六种邪气）之一。寒邪最能伤及阳气。而且，头部中医有"诸阳之会"之说，空调的方向，不能长期吹向头颈部。

空调对人体有什么影响呢？先从中医角度，寒为阴邪，是六淫（六种邪气）之一。寒客经络，会使经络凝滞不通，不通则痛。《黄帝内经》曰："阳气者若天与日，失其所则折寿而不彰。"阳气有温煦、推动人体功能的作用。寒为阴邪，伤及人体，会使阳气不足，出现头颈疼痛、鼻塞流涕、四肢畏寒、大便溏稀等；女性还可出现月经紊乱、痛经等。

当人体处于低温状态时，皮肤感应器会将冷的感觉传递至中枢神经，使皮肤血管收缩，以及汗腺减少分泌来减少散热，保持体温。如果体质较弱，体温调节能力较差，则容易生病。

做法

· 在空调环境，室温不宜过低，一般以 25℃ 左右为宜。夜间人体新陈代谢较慢，室温可适当提高。

· 关于距离，要注意不要与空调太近。办公桌、梳化、床铺一般应该保持 2m 以上的距离。因为离空调愈近，风力愈大，而且愈冷。

· 同时亦要注意，在享受空调的同时，身体暴露的部位要注意保温。颈肩、手肘、膝等部位常没有衣服遮盖，应该注意保暖，否则会增加患上颈椎病、网球肘、风湿性关节痛等疾病的风险。

· 要保持空调室内的湿度和通风。不可长时间关闭门窗，否则空气会变得干燥及污浊。

· 如果工作上需要长时间在空调下，可放置清水一杯，让水分自然蒸发，可增加室内少许湿度，不使人感到干燥。

· 感冒时不宜吹空调。最好能到室外晒阳光。中医学认为外感应汗出而解，长时间在空调下只会令汗腺减少分泌。而且，患上感冒，空调室内因空气不流通，增加了互相感染的机会。